1週間で勝手に血圧が下がっていく体になるすごい方法

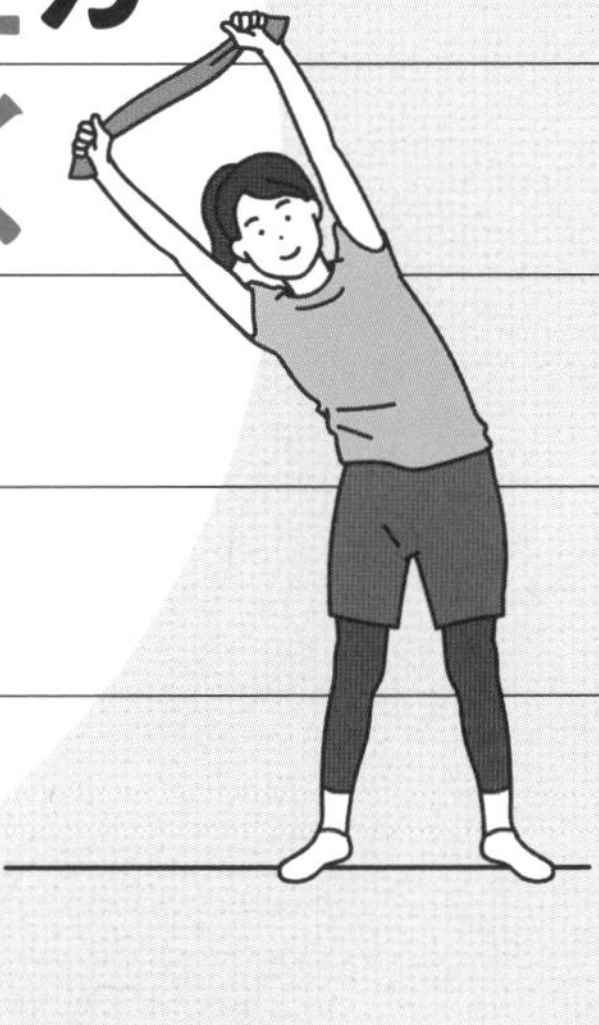

薬剤師・薬学研究者
加藤雅俊

日本文芸社

はじめに

「血圧の薬は一生飲み続けないといけないのかな……」

「薬を飲み続けているけど、副作用が心配だな」

本書を手に取っていただいた方のなかには、このような悩みや不安を抱えながら、漠然と病院通いをしている人も多いのではないでしょうか。


そんなみなさんにまずお伝えしたいのは、ほとんどの場合、薬に頼らずに血圧を下げることは可能だということです。

なぜなら、多くの人にとって高血圧は、加齢や運動不足からくる、筋肉や血管、心肺機能の衰えが引き金となって起こっているからです。そのため、生活習慣を少し改善するだけで、実は血圧は簡単に下げられるのです。

私はこれまで高血圧に悩む方を対象に、薬に頼らずに血圧を下げるメソッドを紹介してきました。メソッドを実践した方々からは、「何をやっても下がらなかった血圧が本当に下がった」「薬を卒業することができた」といった嬉しい声を多数いただいています。

本書では、これまでの事例から生まれたノウハウをもとに、今回はじめて「心肺機能を上げて血圧を下げる」ことをメインテーマにし、1週間で血圧が下がる降圧プログラムを特別に考案しました。肺活量を上げる目的の「加藤式降圧ストレッチ」を核に、ツボ押しや呼吸法を組み合わせた、いずれも実績のあるメニューを厳選しています。1回の所要時間は3分もかからないシンプルな構成ですが、たんぱく質豊かな食事を摂りながら実践すれば、早い方でその日から、ほとんどの方が1週間で効果と喜びを実感できるはずです。

そして、降圧の効果を末永く持続するために、次のステップである「一生薬に頼らない体をつくる方法」に進んでください。「まずは1週間で成果を出し、次の段階は下がった血圧を元に戻さない体をつくる」。まさにこれが本書の目標とするところです。

最終的には一人でも多くの方が高血圧の薬や治療を卒業して、健やかな日々を送れるようになることが私の願いです。

薬剤師・薬学研究者　**加藤雅俊**

圧が下がっていく体になるすごい方法

薬に頼らなくてもいい体を目指しましょう。

高血圧に関するさまざまな誤解

降圧薬は
一生飲み
続けるもの

血圧を
下げるには
減塩が一番

高血圧は
薬で下げれば
問題ない

血圧が
140mmHg
以上の人は
危険

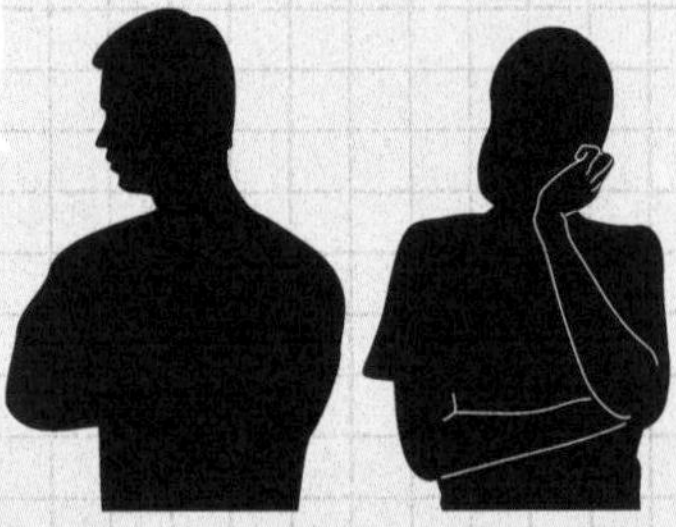

このような説を科学的な面から検証

↓

ほとんどの人にとって
高血圧は単なる老化現象です

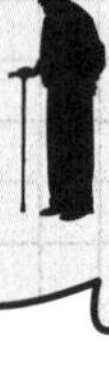

根本原因を取り除けば

薬に頼らなくても、食事制限しなくても
血圧は簡単に下がります！

1週間で勝手に血

高血圧に関するさまざまな誤解を取り除き、

高血圧の根本原因

＼運動不足／

フィジカル面の原因

＼ストレス・自律神経の乱れ／

メンタル面の原因

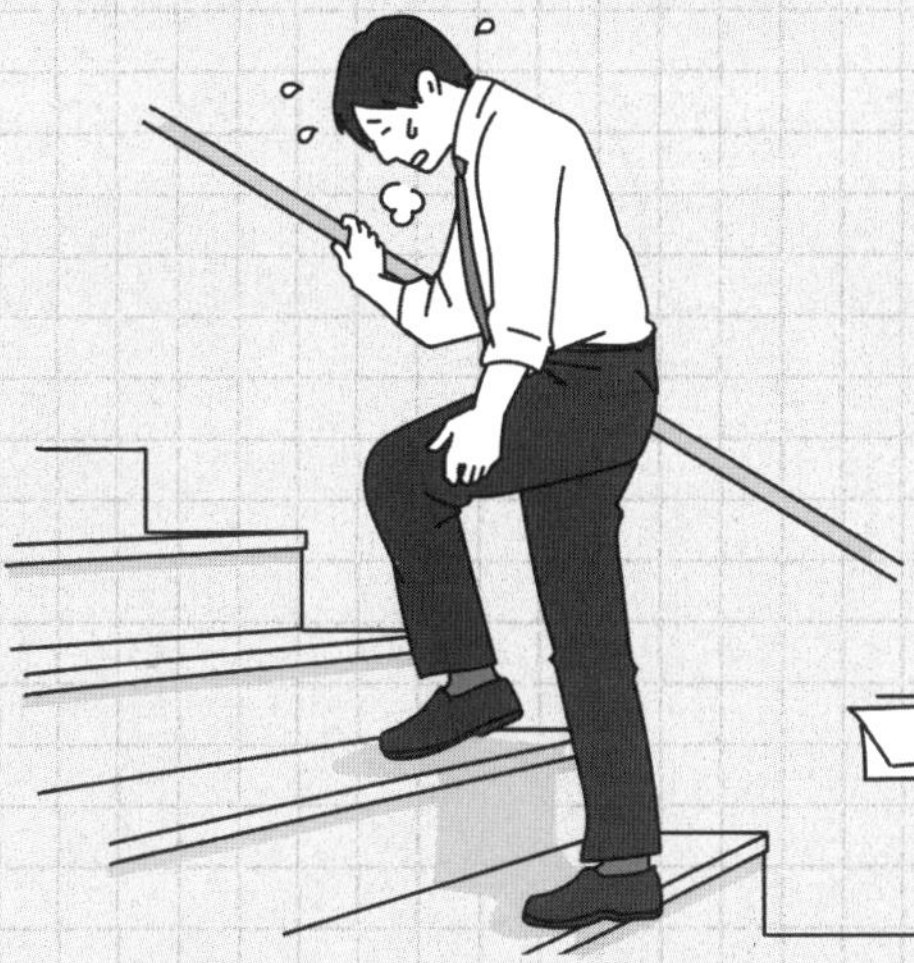

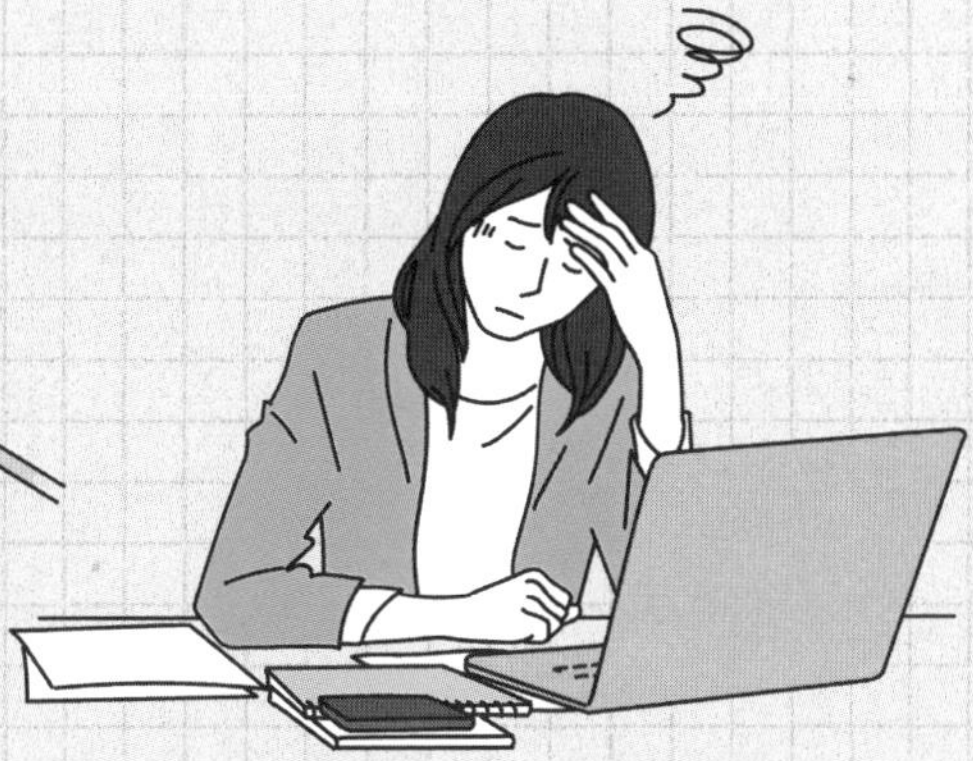

＼降圧プログラムでフィジカル・メンタル両方の高血圧にアプローチ／

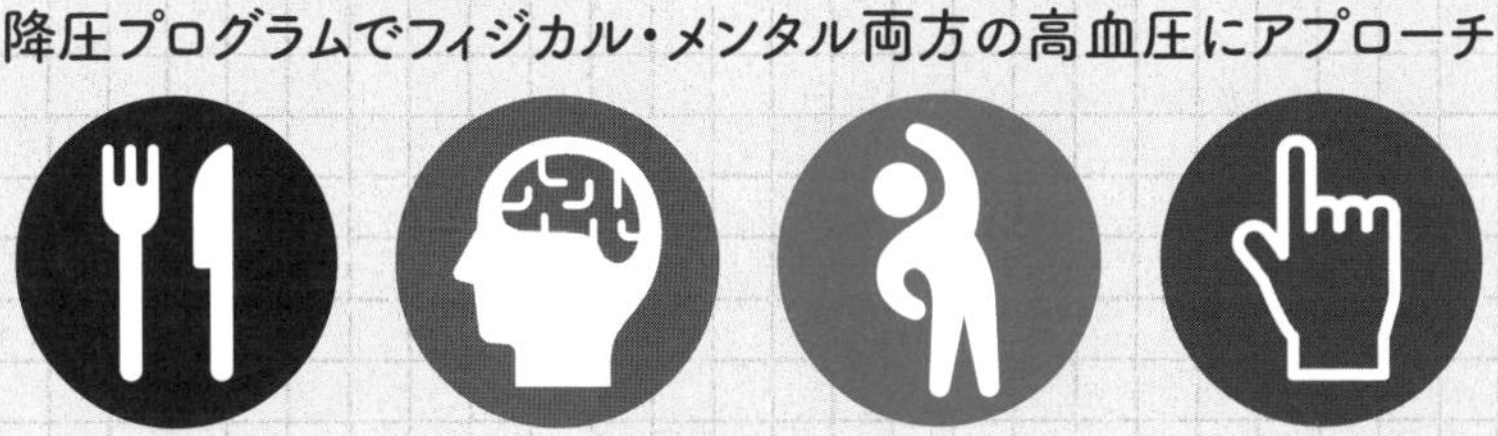

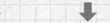

食事法　メンタル改善　ストレッチ　ツボ押し

↓　↓　↓　↓

1週間で血圧が下がる体に！

CONTENTS

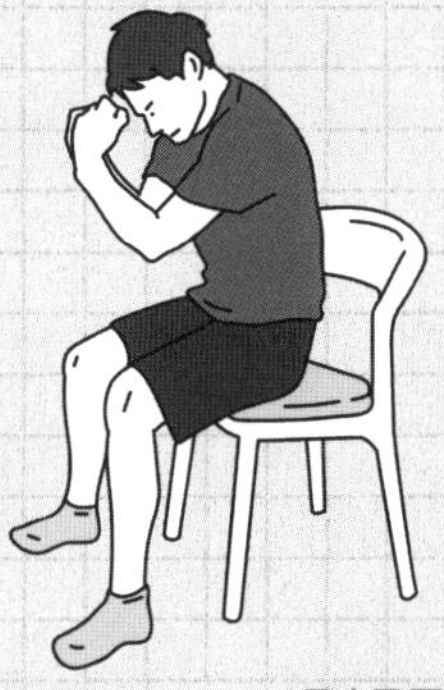

PART 2
心肺機能・血管・筋肉にアプローチ
加藤式降圧ストレッチで血圧は下がる

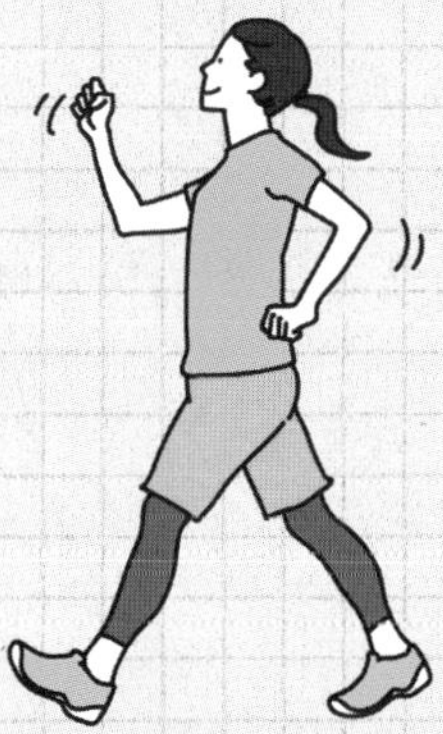

CONTENTS

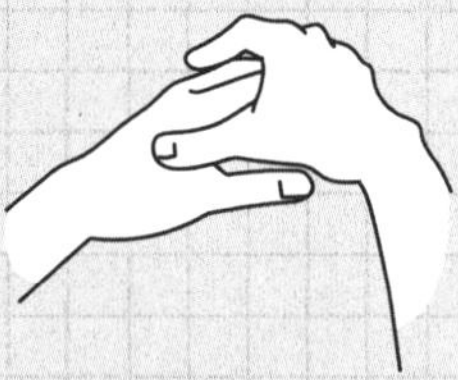

PART 5

動物性たんぱく質を積極的に摂取

筋肉や血管を強くする最強の食べ方

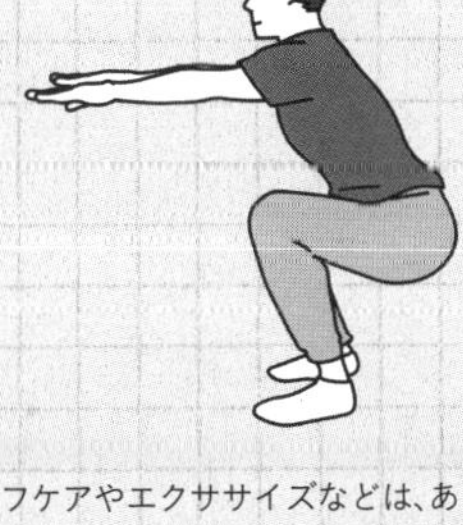

※本書で紹介しているセルフケアやエクササイズなどは、あくまでもご自身の判断にて行うようお願い致します。持病・体調に不安がある方は、予めかかりつけ医にご相談ください。本書の内容の実践による事故、クレーム等は当社ではお受けできません。

薬のプロが教える

下がっていく

高血圧の根本原因は積み重ねてきた日常の習慣にあります。
まずは加藤式降圧プログラムを 1 週間実践し、
薬に頼らずに血圧を下げる体づくりへの第一歩を始めましょう。

1 加藤式降圧ストレッチで酸素供給量を上げる

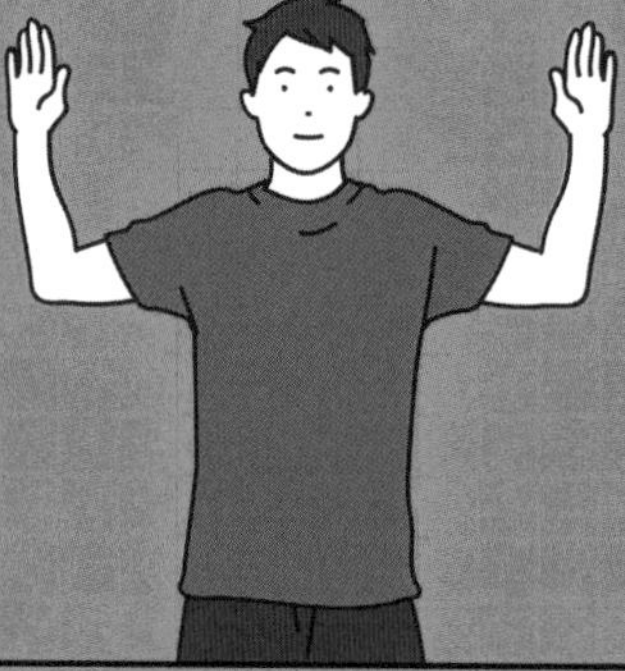

酸素供給量を増やして心肺機能をサポート

猫背姿勢などで浅くなった呼吸をストレッチで改善し、肺にたくさんの空気を効率よく取り込みます。脳への酸素供給量が増えるため、心臓の負担が軽減され血圧が下がります。

2 高血圧に効くツボ「合《ごう》谷《こく》」を押す

神経の流れをスムーズにして血圧をあるべき状態へ戻す

ツボを刺激することで体の異変が脳に伝わり、血圧を最も正常な状態へ戻します。いつでもどこでも押せるので、血圧が上がりやすい時間帯やストレスを感じたときなどにおすすめ。

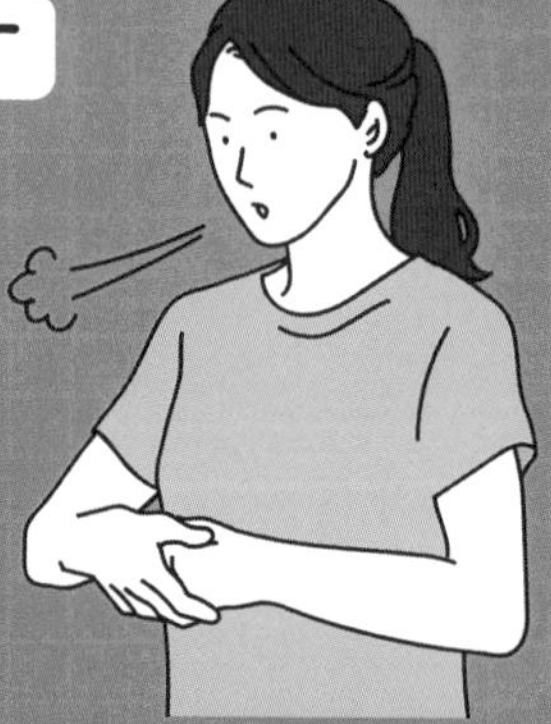

1週間で血圧が最強プログラム

3 加藤式呼吸法でメンタルを整える

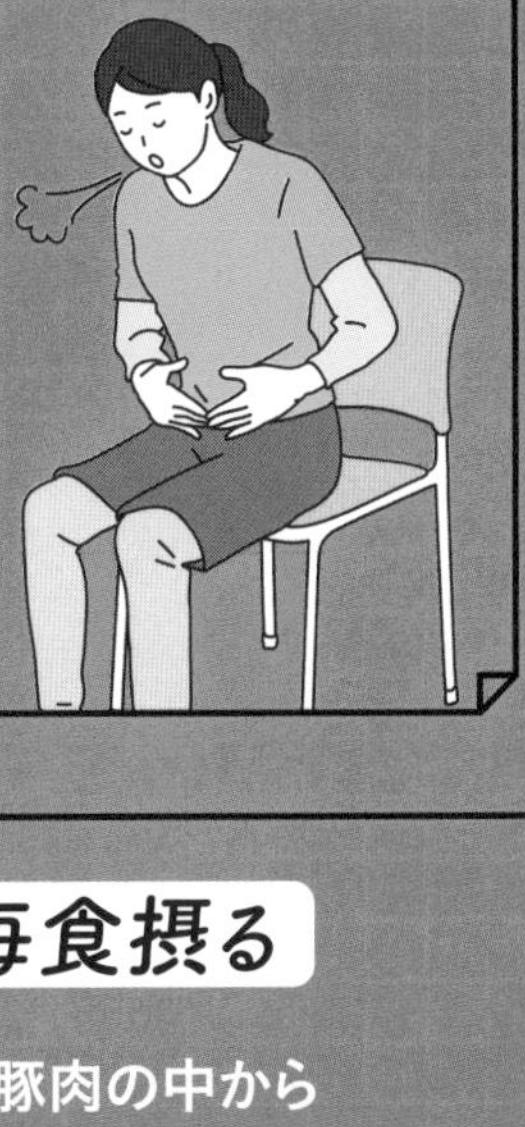

ツボと呼吸を意識して自律神経を整える

ツボ「関《かん》元《げん》」を意識した呼吸法で乱れた自律神経を整え、跳ね上がった血圧を安定させます。特にストレスが原因で引き起こされるメンタル高血圧に対して効果的。

4 たんぱく質を毎食摂る

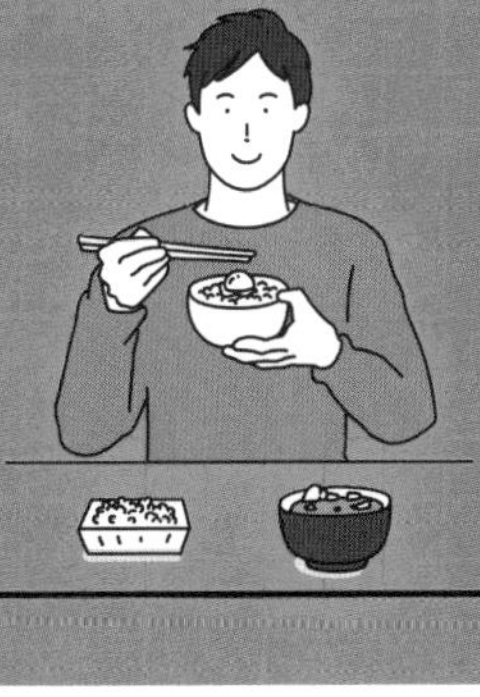

卵・牛乳・豚肉の中から毎食どれかを摂取

筋肉をはじめ、血管や血液、血圧をコントロールするホルモンなど、体は主にたんぱく質からつくられています。適切な血圧を保つため、良質なたんぱく源である卵、牛乳、豚肉を積極的に摂りましょう。

加藤式降圧プログラムを実践して高血圧の原因を解消！
1週間で血圧は下がります！

加藤式降圧プログラム

降圧体操やツボ押しを行って血圧が下がった体験者の声をご紹介。
多くの事例から生まれたノウハウをもとに本書のプログラムを考案しました。

＼体験者の声／

心肺機能を鍛える運動を追加 薬を卒業できた！

医師のすすめでウォーキングをしていましたが、半年経っても血圧に変化はなし。加藤先生の降圧体操に出会い、最高血圧が１週間で145に。さらに心肺機能を強化する運動も取り入れて１週間行ったところ 127 まで下がり、通院している医師の了解のもと薬を卒業できました。

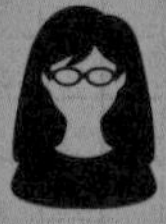

Yさん
52歳／女性

	Before		After
最高血圧	167mmHg	−40 2週間で	127mmHg
最低血圧	125mmHg	−34 2週間で	91mmHg

高血圧家系でも 1日目から変化が

元々血圧が高い家系で、当たり前のように降圧薬を飲んでいました。プログラムを実践したところ１日目から血圧が下がり、１週間後には最高血圧が 50 以上変わり驚きました。３か月続け、健康診断で、血圧以外の高値だった項目にも変化がありました。

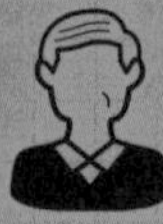

Kさん
70歳／男性

	Before		After
最高血圧	193mmHg	−53	140mmHg
最低血圧	125mmHg	−30	95mmHg

食事制限も薬もなしで 血圧と血糖値が正常値に

降圧体操の実践により、高かった血圧が、薬も飲まず、食事制限もせずに 140 を切りました。さらに糖尿病と診断されていた私ですが、血糖値 200mg/dl（異常値）から 100mg/dl 以下（正常値）に、ヘモグロビン A1c が 6.5%（糖尿病域）から、5.2%（正常値）になりました！

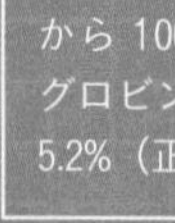

Tさん
56歳／男性

	Before		After
最高血圧	175mmHg	−37	138mmHg
最低血圧	123mmHg	−39	84mmHg

降圧体操を2か月続け 体も引き締まった！

何をしても 160 を下回らなかった血圧が、３日目で 150 を下回りました。１か月続けて血圧が安定してきたので、医師の了解をもらい、降圧薬をやめることができました。さらに２か月を過ぎた頃に体重が５kg 落ち、今では体型維持をモチベーションに続けています。

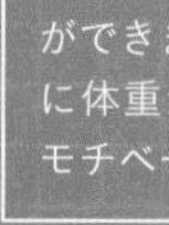

Nさん
66歳／女性

	Before		After
最高血圧	166mmHg	−30	136mmHg
最低血圧	96mmHg	−21	75mmHg

嬉しい声が続出！ 血圧が下がる

降圧体操やツボ押しを実践すると「本当に薬なしで血圧が下がる」ことに驚かれる方が多くいらっしゃいます。
さらには、血圧が下がるだけでなく、血液検査やその他の数値改善、体型維持などの嬉しい効果があったという声も。

通常は個人に合わせたプログラムを作成していますが、
本書では**誰でも実践しやすく、続けやすい形に改良した**
「加藤式降圧プログラム」を考案しました。
メニューはすべて通しで行っても1日3分もかかりません。
早くて1日目から効果を実感いただけると思います。

プログラムを実践して
減塩なし、薬なしで血圧を下げる体をつくりましょう！

降圧
プログラム
1

加藤式降圧ストレッチで酸素供給量を上げる

血圧が下がるPOINT

- ☑ 呼吸に重要な呼吸筋を伸ばして肺活量をアップ
- ☑ 酸素供給を増やして心臓のポンプ機能をサポート
- ☑ 猫背を改善して深く呼吸ができるようにする
- ☑ 血管をしなやかにするNO《エヌオー》（一酸化窒素）が分泌

加藤式降圧ストレッチは、高血圧の原因のひとつである心肺機能の低下に対して働きかける体操です。呼吸筋を大きく伸ばして肺活量を増やすと、脳への酸素供給量がアップ。血液を全身へ送り出すポンプである心臓の負担を軽減し、血圧を下げる効果があります。

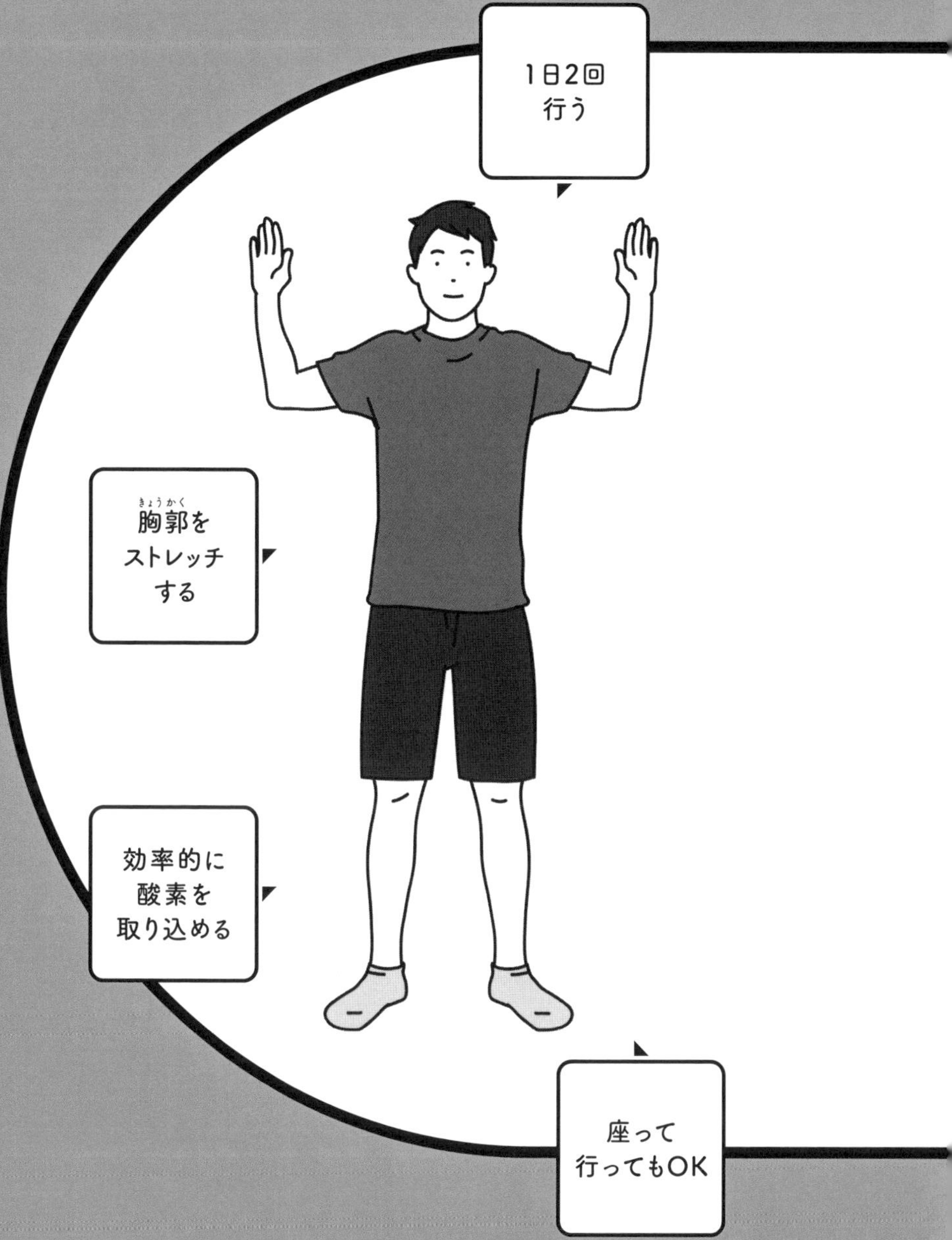
1日2回
行う
胸郭《きょうかく》を
ストレッチ
する
効率的に
酸素を
取り込める
座って
行ってもOK

<< 詳しくはP.60へ

降圧
プログラム
2

高血圧に効くツボ「合《ごう》谷《こく》」を押す

血圧が下がるPOINT

- ☑ 滞った神経の流れをスムーズにする
- ☑ 過剰な交感神経を抑えて自律神経を整える
- ☑ ドキドキやイライラを鎮める
- ☑ 脳内鎮痛物質が分泌され痛みを抑制

降圧プログラムで紹介するツボは「合谷」。万能ツボといわれ、自律神経の乱れからくるさまざまな症状に効果があり、ストレスで高くなった血圧を安定させます。手の甲側にあるツボのため、血圧が気になったときにいつでも自分で押せるところもポイントです。

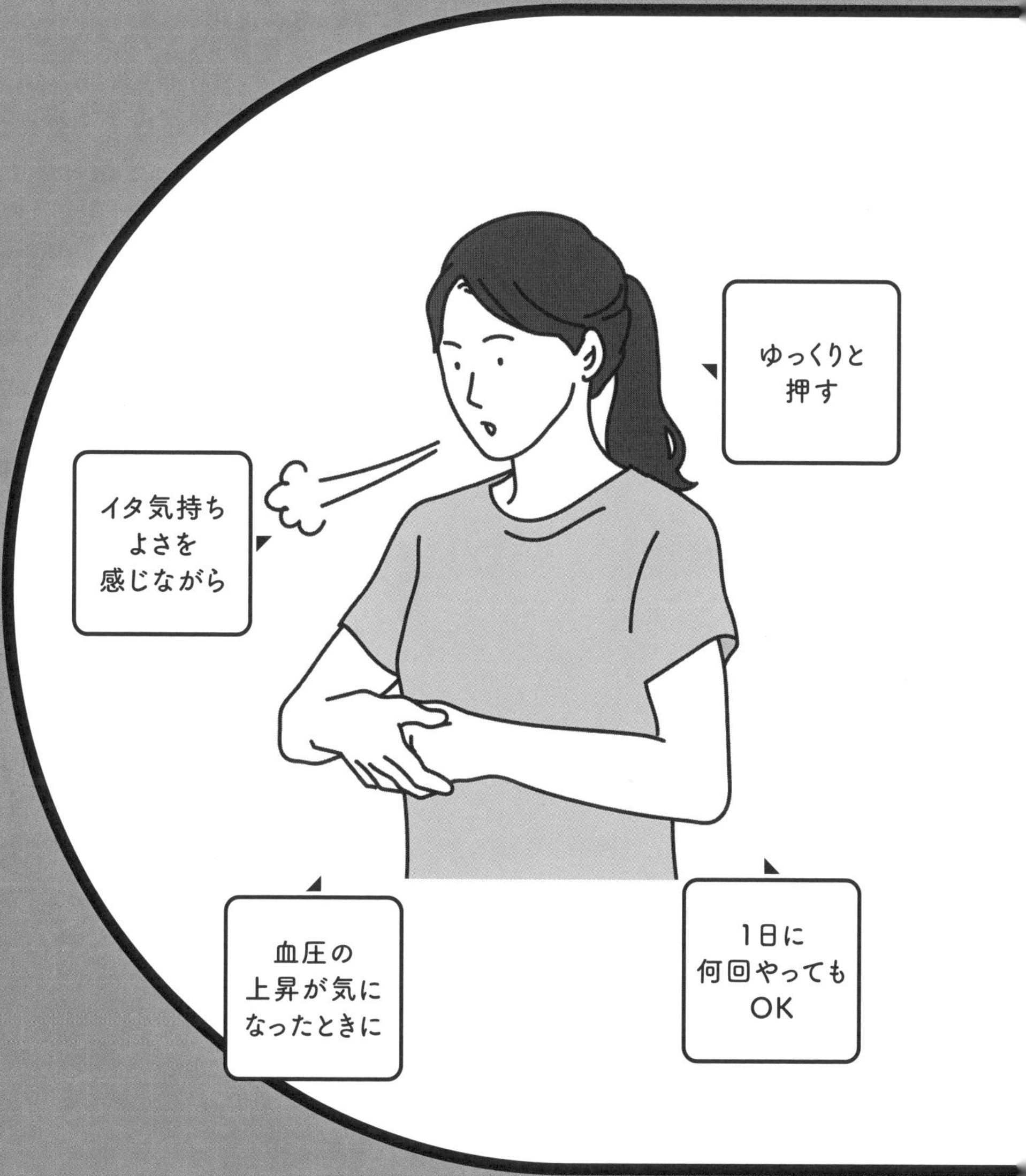

<< 詳しくはP.74へ

降圧
プログラム
3

加藤式呼吸法で メンタルを整える

血圧が下がるPOINT

- ☑ 深い呼吸で自律神経に働きかけてリラックス
- ☑ 副交感神経のスイッチをオンにする
- ☑ 不安やストレスに効果を発揮
- ☑ 血液の循環が良くなる

ストレスなどで精神的に緊張状態にあると交感神経が優位になり、血圧も上昇します。突発的なドキドキやイライラで血圧が跳ね上がってしまったとき、この呼吸法でメンタルを安定させると血圧が元に戻りやすくなります。

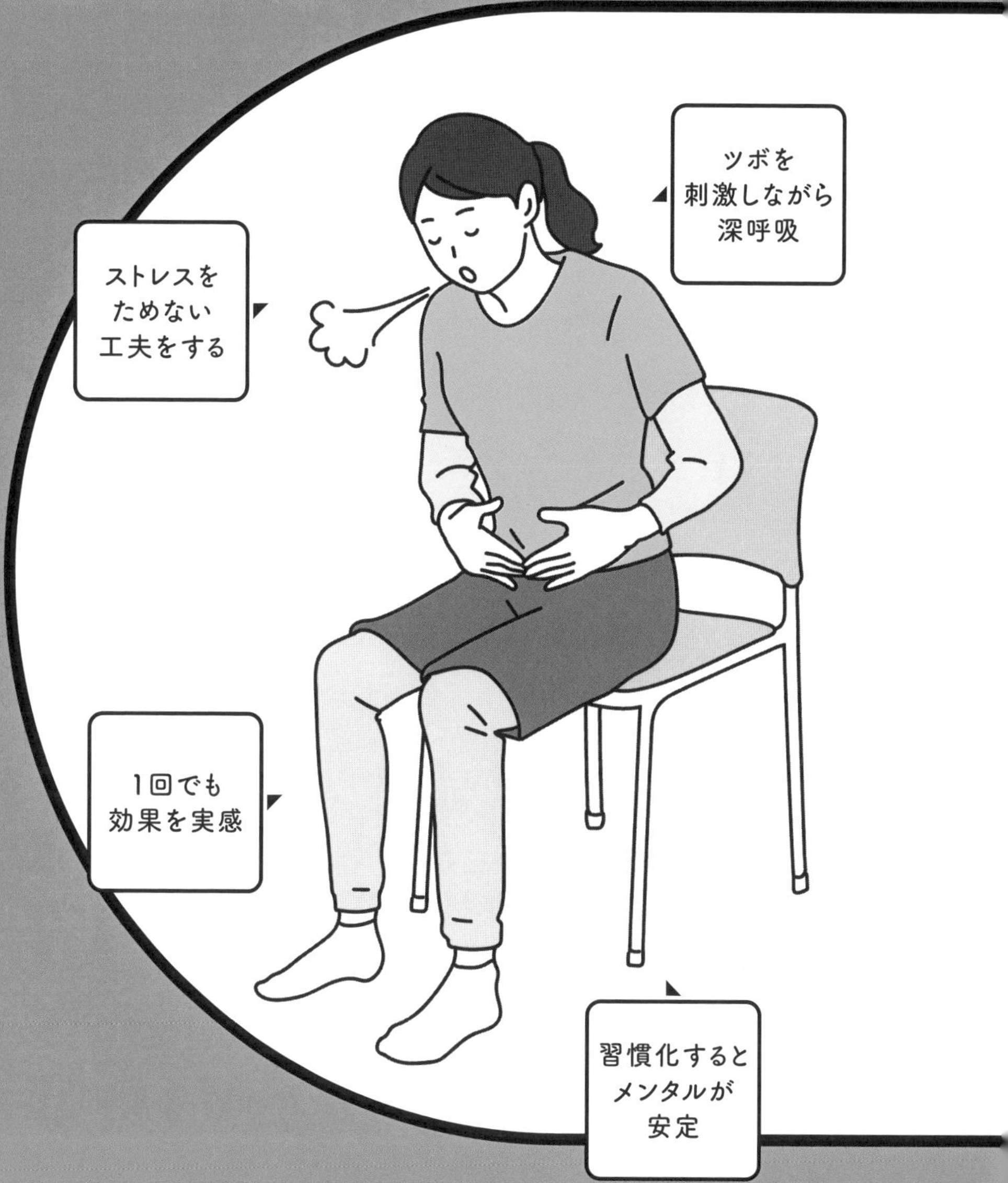

<< 詳しくはP.84へ

降圧
プログラム
4

たんぱく質を毎食摂る

血圧が下がるPOINT

- ☑ 筋肉や血管をつくる材料になる
- ☑ 血圧を下げるアミノ酸の素になる
- ☑ 心を安定させる脳ホルモンの材料になる
- ☑ NOの生成を促す物質をつくる

筋肉や血管をはじめ、体をつくる素となるたんぱく質。血管をやわらかくするＮＯ（一酸化窒素）の生成を促す物質もたんぱく質からつくられます。たんぱく質は体にためておけないので、毎食バランスよく摂取するようにしましょう。

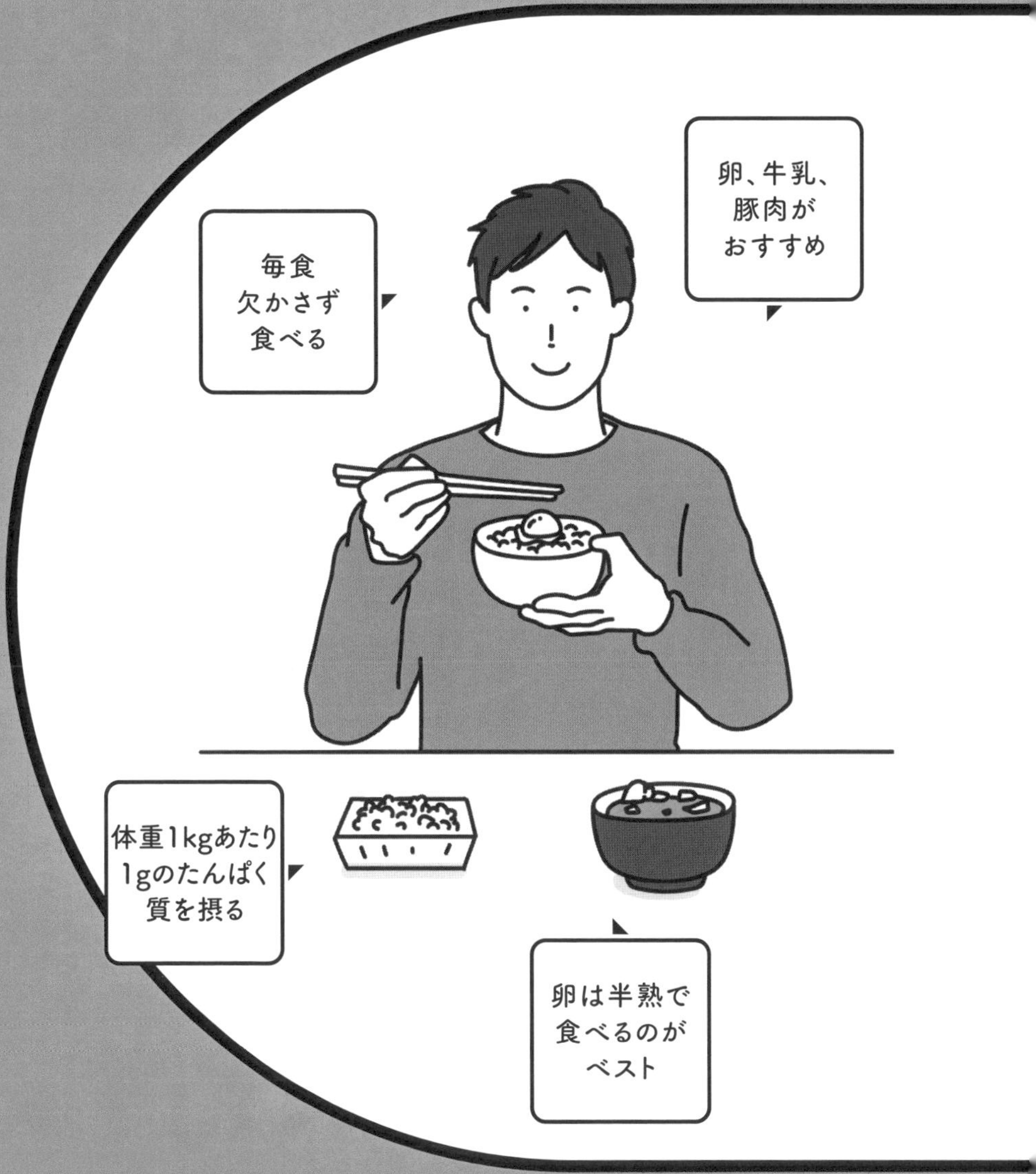
毎食
欠かさず
食べる
卵、牛乳、
豚肉が
おすすめ
体重1kgあたり
1gのたんぱく
質を摂る
卵は半熟で
食べるのが
ベスト

<< 詳しくはP.100へ

る体になるための過ごし方

を仕事がある日、休日の２パターンご紹介します。
にしながら、自分に合ったスタイルで実践しましょう。

仕事がある日の過ごし方例

フィジカル高血圧に効く降圧ストレッチをメインに実践。忙しい平日は、
すき間時間を利用したり、分散して行えば生活に取り入れやすくなります。

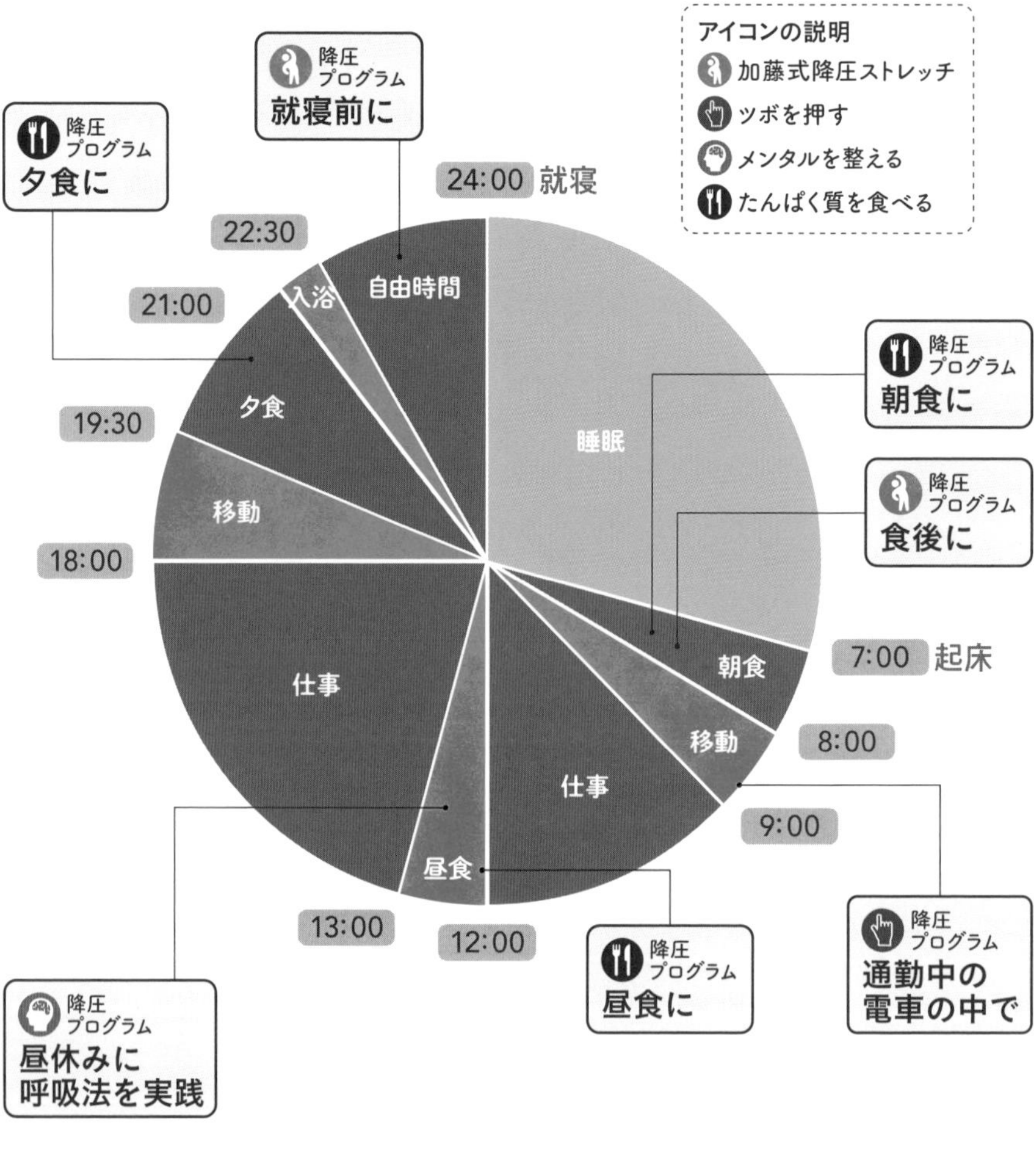

1週間で勝手に血圧が下が

加藤式降圧プログラムを生活に取り入れた過ごし方の例
降圧体操やツボ押しは 1 日に何度行っても OK。例を参考

休日の過ごし方例

休日はメンタルを整えるプログラムを多めに行い、日々のストレスを解消しましょう。
食事以外は 1 日のどこかでまとめて行っても OK です。

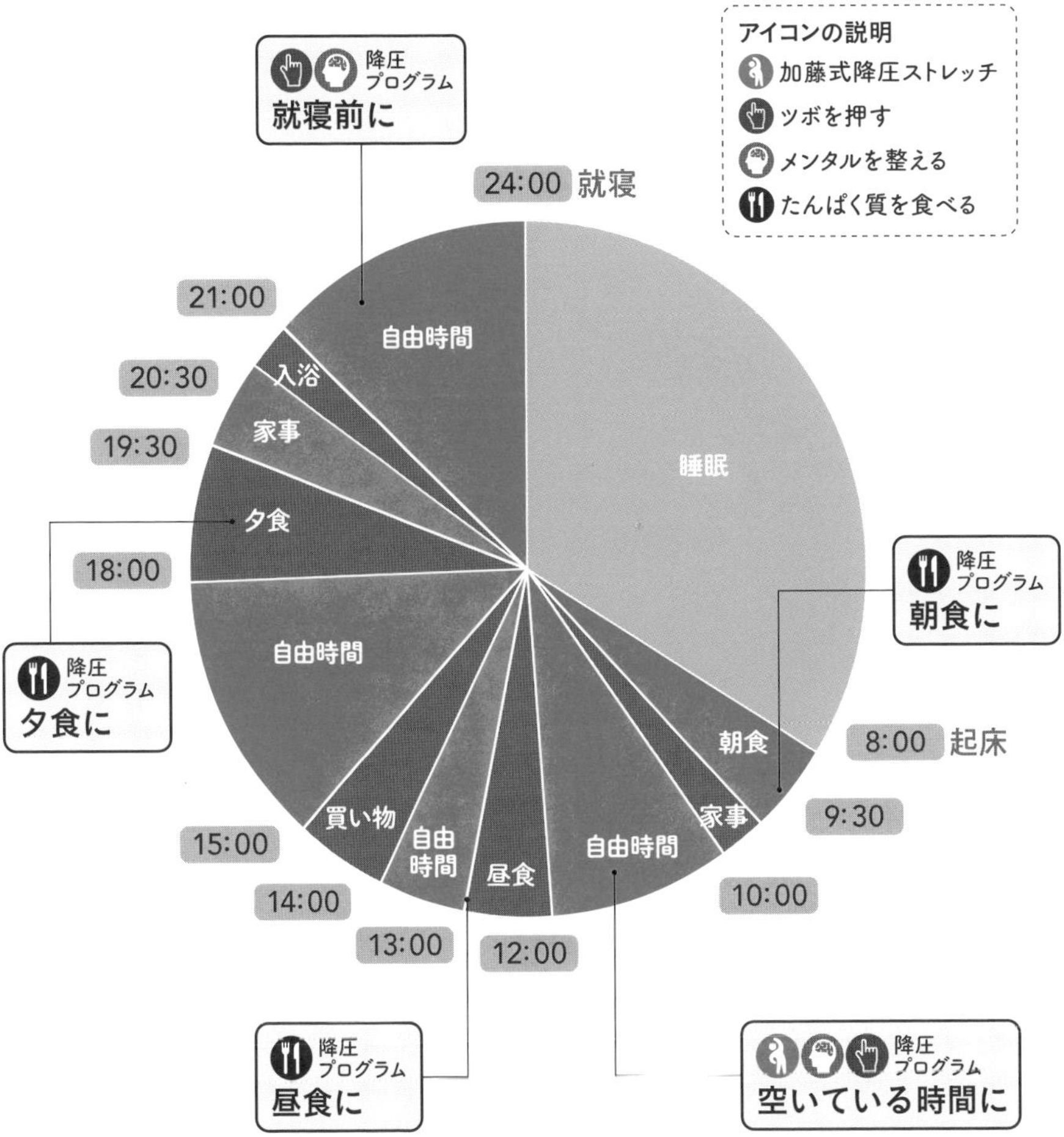

チェック

高血圧には２つのタイプがあります。自分はどちらの傾向が強いのかを知ると、体に起きていることがわかり、有効な改善策につなげられます。

1 血圧を測る

血圧の測定が正しくできていないケースは意外に多いもの。以下の3つの点に注意して実践してください。

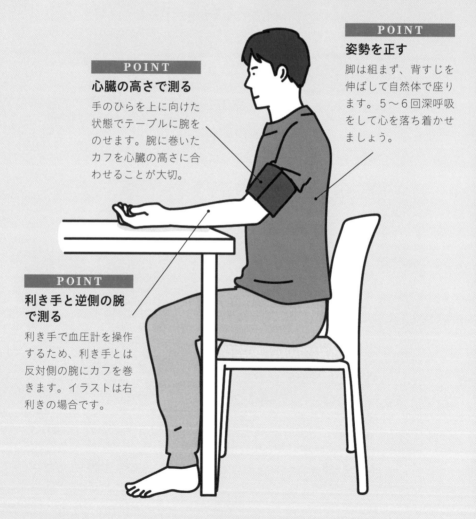

POINT

姿勢を正す

脚は組まず、背すじを伸ばして自然体で座ります。5～6回深呼吸をして心を落ち着かせましょう。

POINT

心臓の高さで測る

手のひらを上に向けた状態でテーブルに腕をのせます。腕に巻いたカフを心臓の高さに合わせることが大切。

POINT

利き手と逆側の腕で測る

利き手で血圧計を操作するため、利き手とは反対側の腕にカフを巻きます。イラストは右利きの場合です。

高血圧タイプ

2「人《じん》迎《けい》」を押す

「人迎」は血圧に対して即効性のあるツボ。ツボ押しの効果があると、すぐに血圧の変化が見られます。

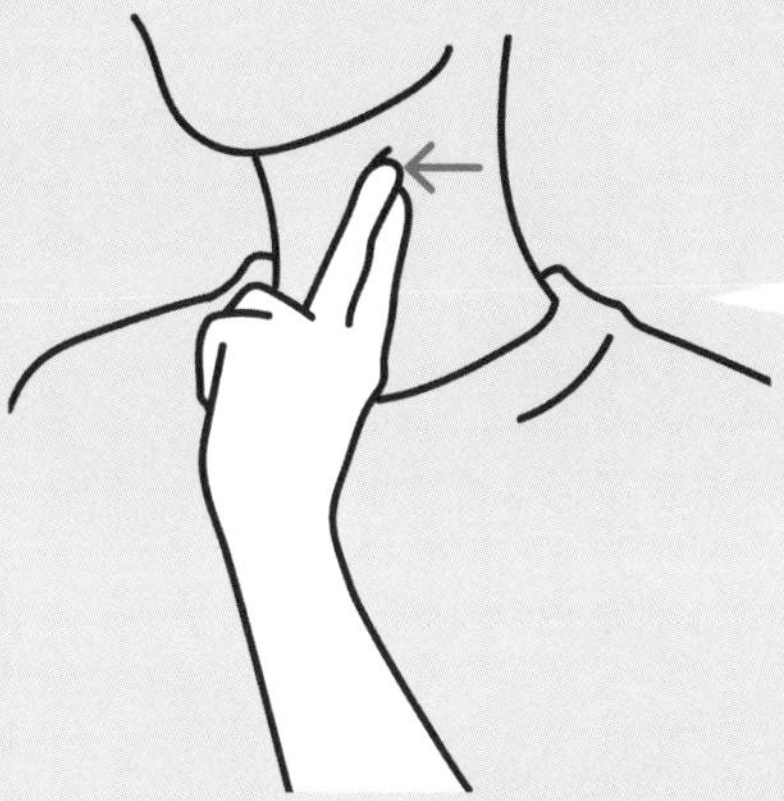

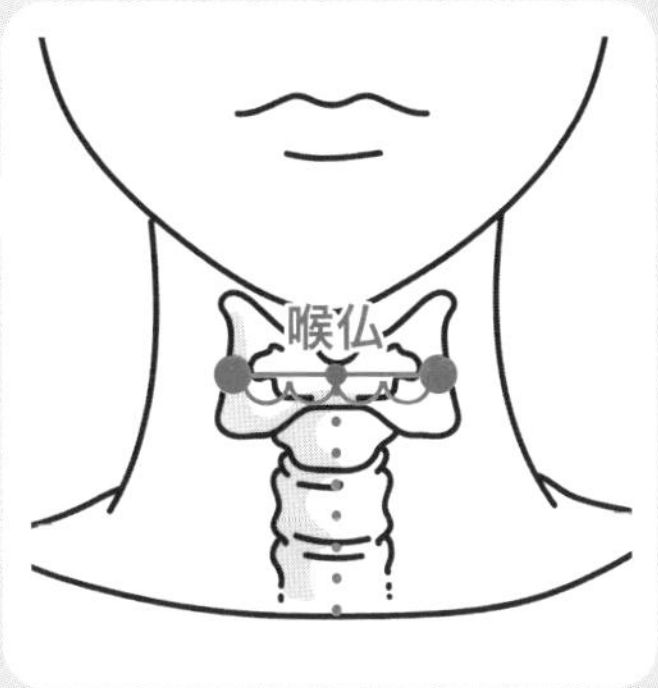

人差し指と中指をそろえ、中指をツボに当てます。首の中心（内側）に向かい、息を吐きながら５秒かけて押し、息を吸いながら５秒かけて離します。これを５回繰り返し､反対側も同様に行ってください。

喉仏を起点として左右に指幅２本分の位置が「人迎」のツボ。

3 再度血圧を測る

ツボ押しの後に血圧を測定した結果、最高血圧が１回目よりも 10mmHg 以上下がるようであれば、精神的な要因が強い可能性があります。

１回目と２回目の最高血圧の数値の差が

10mmHg 未満 or 変わらない・上がった	10mmHg 以上下がった
↓	↓
フィジカル高血圧	**メンタル高血圧**

＼高血圧タイプチェックで10mmHg以上下がった／

メンタル高血圧タイプ

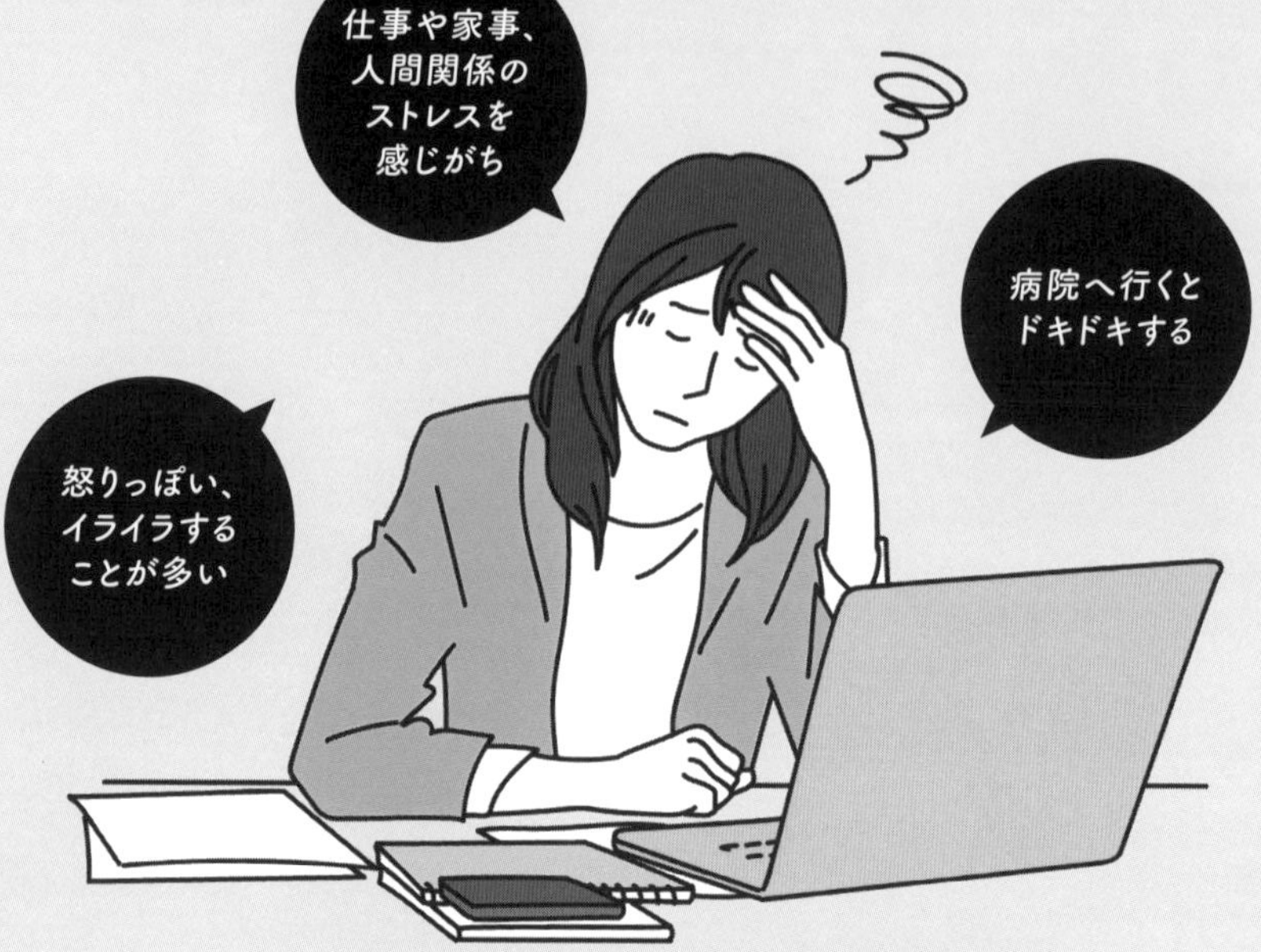
仕事や家事、人間関係のストレスを感じがち
病院へ行くとドキドキする
怒りっぽい、イライラすることが多い

過度なストレスや緊張で一時的に血圧が上昇するタイプ

ツボ押しをしてすぐに降圧効果がある人は、メンタル高血圧の傾向が強いといえるでしょう。このタイプはストレスや緊張などによって自律神経のバランスが乱れ、一時的に血圧が上昇して元に戻るケースがほとんど。精神的な要因がかなりの部分を占めるのであれば、薬をやめられる可能性も期待できます。

２つのタイプの高血圧は、一方が 100％ということは少なく、どちらの色合いがより濃いかで分かれるのがほとんど。「加藤式降圧プログラム」はその点も考慮し、共通のメニューにしています。「自分はこちらのタイプ」とわかる方は、フィジカルならストレッチ、メンタルならツボ押しや呼吸法を多めにやるなど、原因に直接アプローチする手段で改善を目指してください。

＼高血圧タイプチェックで10mmHg未満 or変わらない・上がった／

フィジカル高血圧タイプ

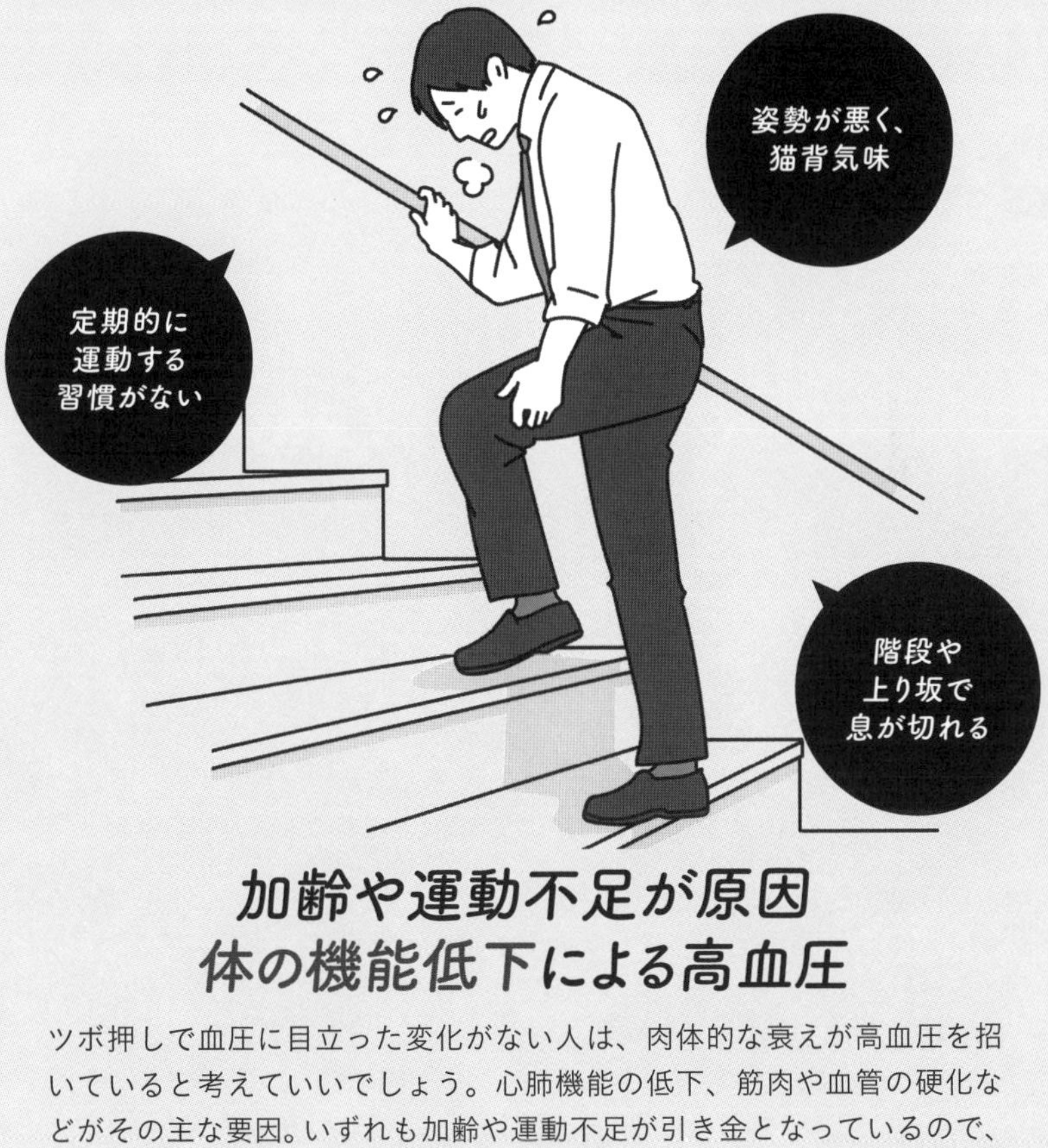
姿勢が悪く、
猫背気味
定期的に
運動する
習慣がない
階段や
上り坂で
息が切れる

加齢や運動不足が原因
体の機能低下による高血圧

ツボ押しで血圧に目立った変化がない人は、肉体的な衰えが高血圧を招いていると考えていいでしょう。心肺機能の低下、筋肉や血管の硬化などがその主な要因。いずれも加齢や運動不足が引き金となっているので、放っておくと症状の悪化や慢性化につながります。まずは運動と呼吸法で眠っている体を目覚めさせましょう。

自分の高血圧タイプを知れば効果的な改善策がとれる

減塩では
治せない
教える新常識

ほとんどの人にとって高血圧は単なる老化現象。
薬を一生飲み続けなければいけない病ではありません。
この章では多くの人が誤解している
高血圧の原因や降圧薬について解説します。

高血圧の9割の人に
薬は必要ない!?

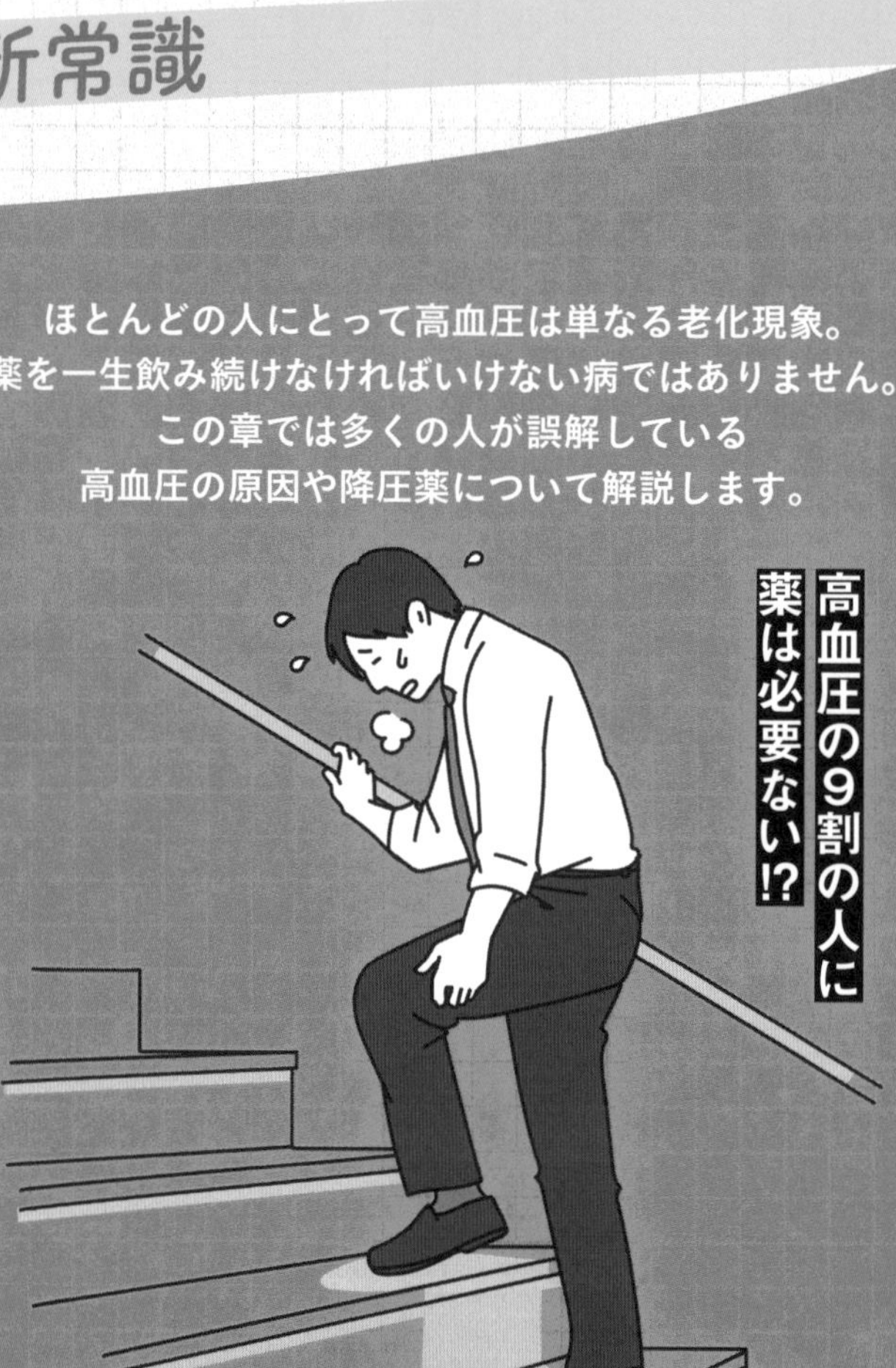

降圧薬で血圧を
下げるのは危険

PART 1 降圧薬や高血圧は

薬のプロが

CONTENTS

患者数ナンバーワンの国民病

高血圧患者数が増え続けているワケ

国民病といえる高血圧

＜高血圧患者数の推移＞

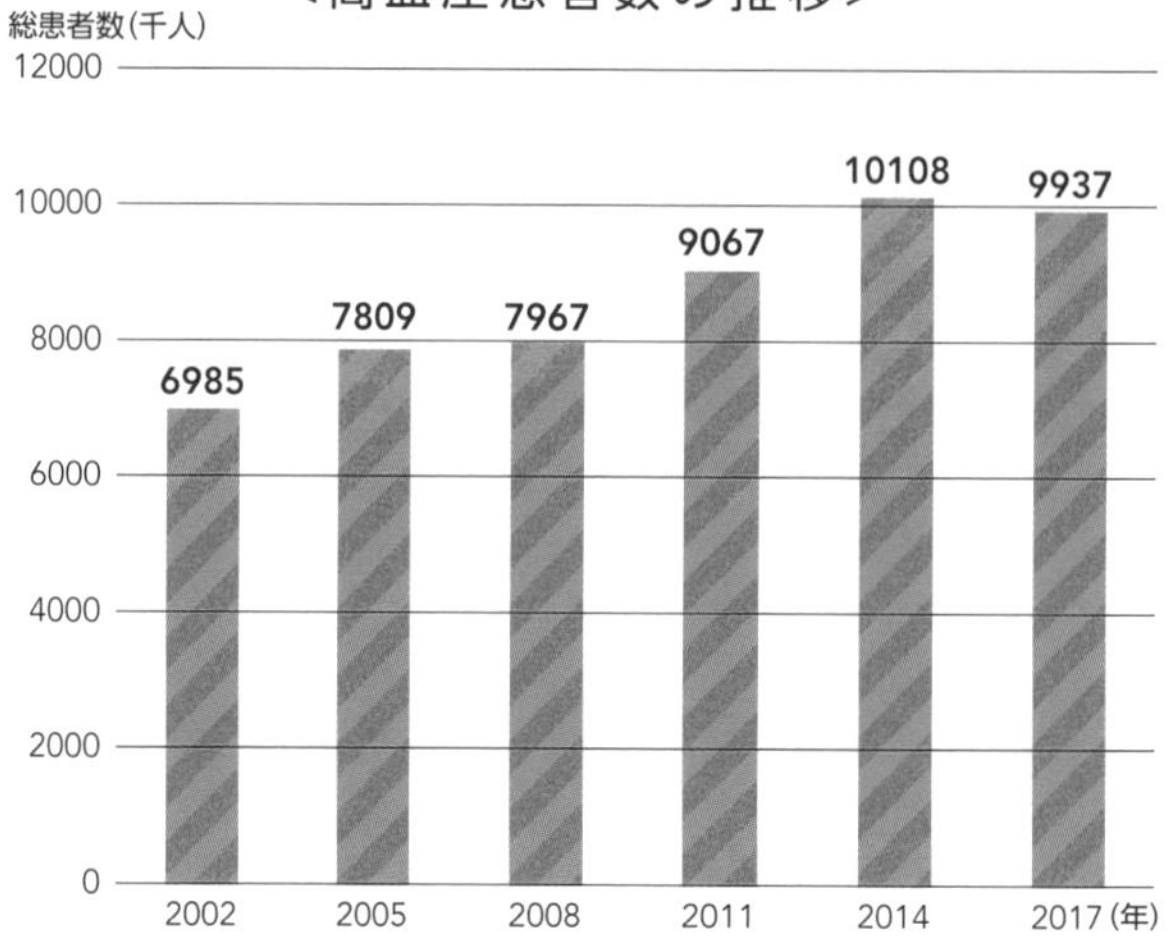

出典：厚生労働省「患者調査」（平成 14 年〜平成 29 年）をもとに作成

高血圧症の患者数が増加傾向にあることはグラフからも明らかです。2020 年の「患者調査」では推計方法の見直しもあり、患者数が約 1500 万人と大幅に増えています。

厚生労働省が２０１７年に行った「患者調査」では、**継続的な治療を受けていると推測される高血圧症の患者数は約９９３万人。**２位の歯肉炎および歯周疾患の約３９８万人、それに続く糖尿病の約３２８万人に大きな差をつけて１位にランクインしています。また、**国内の高血圧症有病者数を推定４３００万人とするデータもあり、高血圧症は癌や糖尿病と並ぶ国民病**のひとつといえるでしょう。

ただし、ここでみなさんに紹介しておきたいことがあります。それはこの60年ほどの間に高血圧の基準数値が何度か見直され、

年々引き下げられている高血圧の基準値

＜血圧の数値と分類＞

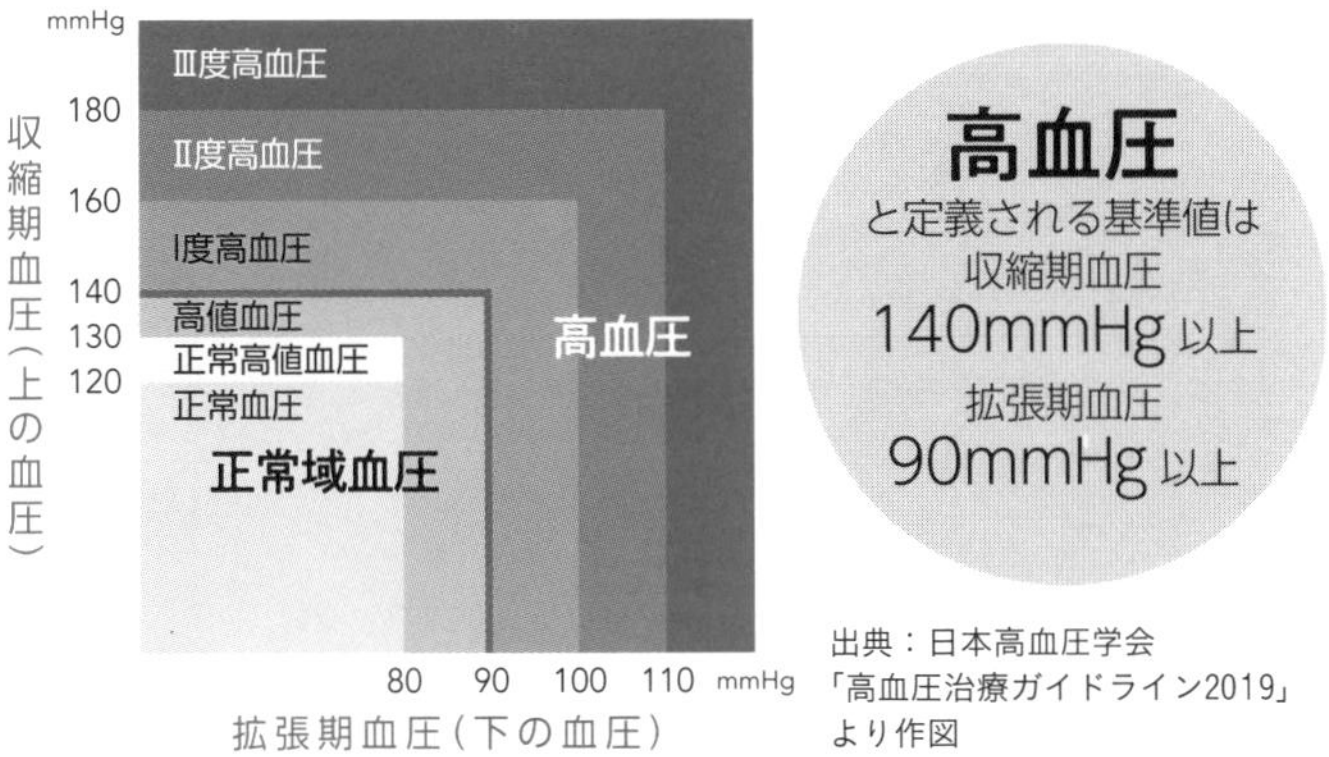

出典：日本高血圧学会
「高血圧治療ガイドライン2019」
より作図

＜高血圧の基準値の変遷＞

機関名と年代	高血圧の定義（単位：mmHg）
1960 年代（日本の医学部）	最高血圧＝年齢数＋ 90 以上
1978 年（WHO）	160 ／ 95 以上
1999 年（WHO、ISH）	140 ／ 90 以上
2000 年（日本高血圧学会）	140 ／ 90 以上

その度に患者数が増えてきたことです。１９６０年代には「年齢に90を足した数字よりも低ければ血圧は正常」という診断法が主流でした。60歳ならば上の血圧が１５０mmHg（以下略）までであれば、特に問題視されなかったのです。

ところが１９９９年にＷＨＯ（世界保健機関）とＩＳＨ（国際高血圧学会）が、高血圧の基準を「１６０／95以上」から「１４０／90以上」に引き下げます。日本でも２０００年にこの基準値を採用したことで、高血圧を判定する境界線がグッと下がり、同年の患者数が急増しました。その後も基準が上下するといった変遷を経ながら、現在は上の表のような数値で血圧の分類がなされています。罹患者が多いのは確かですが、基準値の変動がいたずらにその数を増やした側面があることも否めません。

意外と知らない

そもそも血圧って何？

血圧とは「血液の流れが血管（動脈）に及ぼす圧力」のことです。血流が血管壁（血管の内側の壁）を押す力、と言い換えてもいいでしょう。心臓から送り出された血液は動脈を通じて全身の細胞へ酸素や栄養を届け、細胞からは老廃物などを回収しつつ、静脈を通って心臓に戻ってきます。重力に逆らって血液をまんべんなく循環させられるのは、血圧があるからこそといえるのです。

体じゅうに血液をめぐらせるため、心臓はポンプのように収縮と拡張を繰り返します。**心臓が収縮して血液を送り出すときの血圧値が「収縮期血圧（最高血圧）」、みなさんが「上の血圧」と呼んでいるものです。逆に心臓が拡張して血液をため込もうとするときの数値は「拡張期血圧（最低血圧）」、いわゆる「下の血圧」です。**

血圧はめまぐるしく変化します。急ぎ足で歩いたり、不安や恐怖を感じたりすると心臓がドキドキしますね。これは心臓が脳や筋肉へ十分な酸素や栄養を供給しようとポンプ能力を上げるためで、それに伴って血圧も上昇します。1日の中でも朝は高めで睡眠中は最も低くなるのが自然です。**たとえ一時的に上がっても、元に戻れば何も問題はありません。**

血圧値を表す「㎜Hg」という単位は、現代の電子式血圧計ではなく、水銀式が主流の時代に定められたもの。「Hg」は水銀の元素記号で、計測器の水銀の柱を押し上げる力で血圧を測定していました。

血圧とは血液が血管を流れるときに生じる圧力のこと

上の血圧（最高血圧）
＝
収縮期血圧

心臓が血液を全身に送る際に、
血管壁に生じる圧力のこと

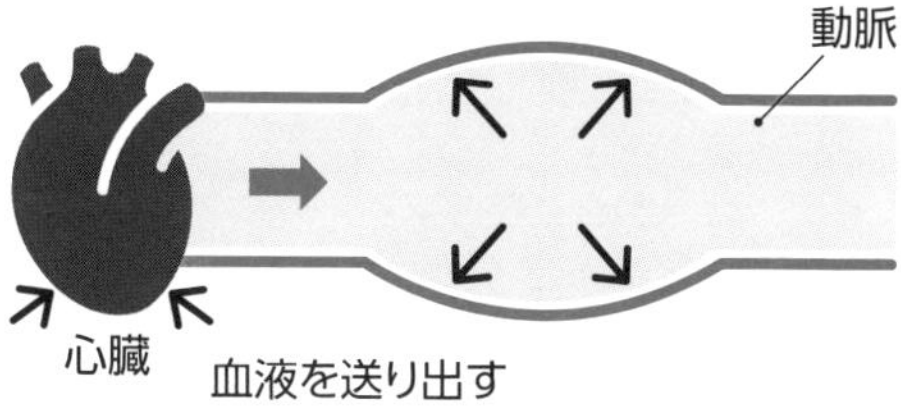

下の血圧（最低血圧）
＝
拡張期血圧

心臓が血液をため込む際に、
血管壁に生じる圧力のこと

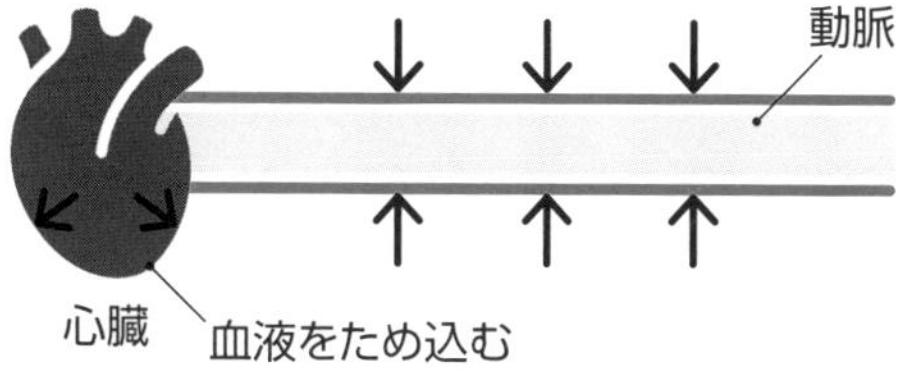

血圧は1日の中で変動する

＜血圧の変化の例＞

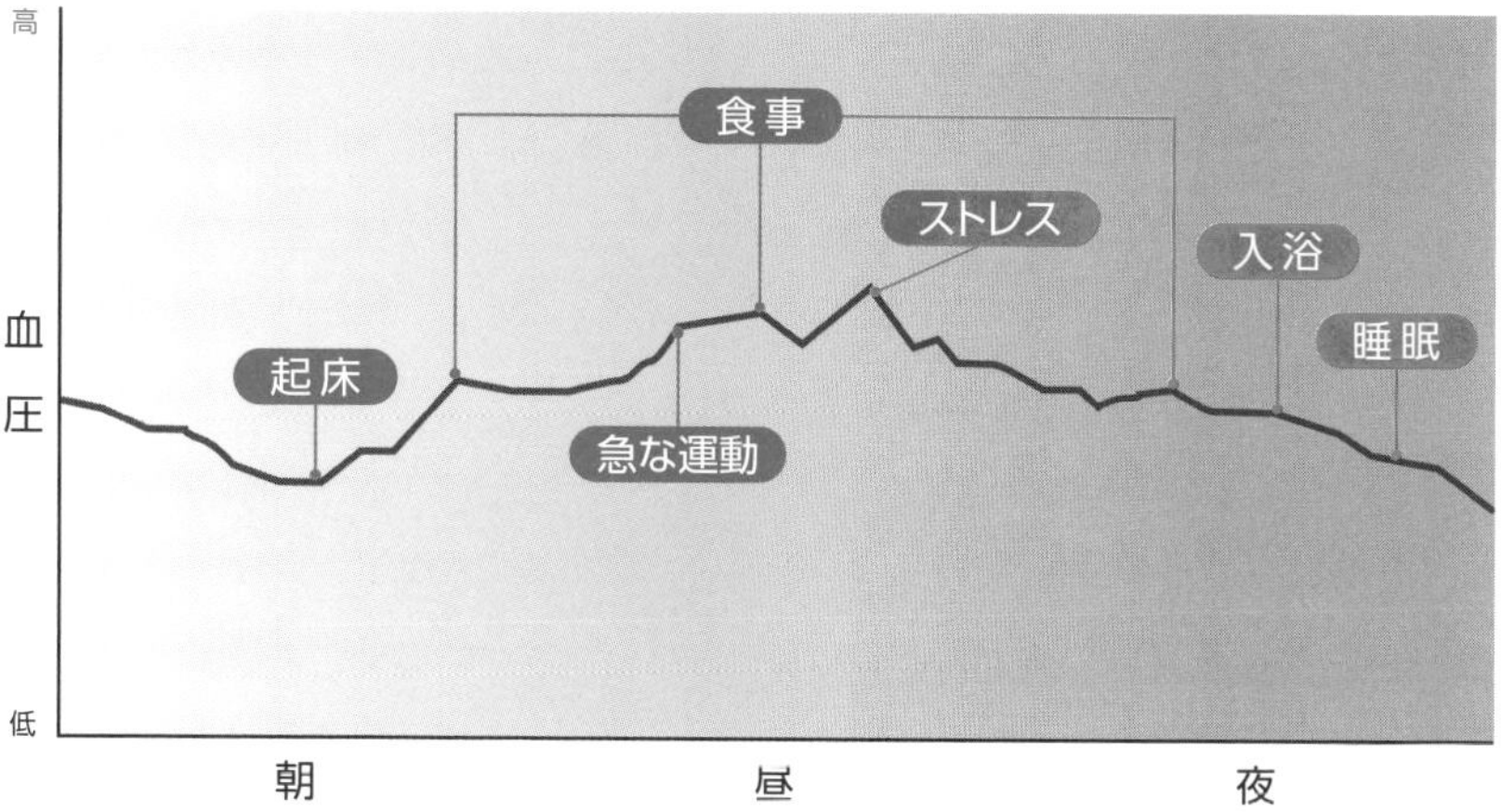

食事や入浴など、血圧は状況に応じてめまぐるしく変動します。最も下がるのは就寝中で、活動のスイッチが入る朝から上がりはじめ、昼の活動時は高くなります。

血圧が上がるのは自然なこと!?

ほとんどの高血圧は怖くない！

怖い高血圧と怖くない高血圧

二次性高血圧

腎臓の機能低下や副腎からの過剰なホルモン分泌などに起因する高血圧症です。患者数は全体のわずか１割程度ですが、重大な病気につながる危険性もあり、投薬治療などを要します。

怖い
高血圧

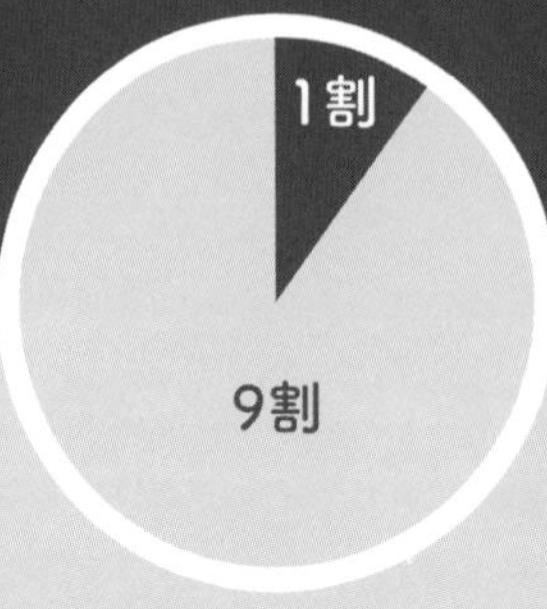

怖くない
高血圧

本態性高血圧

このタイプは原因が特定できず、これといった体の異常も感じない場合がほとんど。患者の約９割が該当しますが、多くは運動不足や加齢によるもので、改善の余地が十分あります。

高血圧は大きく「二次性高血圧」と「本態性《ほんたいせい》高血圧」の2つに分けられます。**二次性高血圧は腎臓の異常など原因が明らかなもので、患者数は全体の1割程度**と多くありません。ただし、重い病気を誘発する可能性があるため、医療機関での診察や治療が必要になります。これに対して**本態性高血圧は、原因を特定できないのが特徴。高血圧患者のおよそ9割**がこのタイプに該当します。原因不明と聞くと何やら恐ろしく感じますが、**ほとんどは「加齢」や「運動不足」が要因**になっていると私は考えています。

こんな高血圧なら怖くない

1 ▶ 加齢に伴い徐々に血圧が上昇してきた

年齢を重ねるごとに血管や筋肉、肺の機能は衰えていきます。それをカバーするために血圧が上昇するのは自然な老化現象と考えましょう。

2 ▶ 血圧の数値が年齢＋90以内

加齢による血圧上昇を老化現象とするなら、年齢に応じて、その人なりに高血圧の基準値が上がるのが当たり前。「年齢＋ 90」を許容範囲としましょう。

3 ▶ 普段から運動する機会がない

運動不足は筋肉の衰えを招き、血流を悪化させて血圧の上昇を招きます。しかし、軽いストレッチ程度でも体を動かすよう心がければ変化が見られます。

4 ▶ 血圧の数値以外に気になる自覚症状がない

息苦しさ、手足のしびれなど、重病につながる可能性がある症状がない限り、血圧が高いことを過度に心配することはありません。

年齢とともに筋肉や血管のしなやかさが失われ、心肺機能（肺活量）も低下すると、全身に血液を送る働きが弱まります。それをカバーしようと心臓がポンプ作用を強めれば、おのずと血圧は上がり気味になるわけです。つまり、**年齢に応じて血圧が上昇するのはごく自然なこと**、老化現象のひとつと言えるでしょう。

ですから特別な異常や気になる症状がない限り、血圧が高いことを過度に恐れることはありません。**上の血圧が「年齢＋90」以内であればOK**、くらいの心のゆとりをもって向き合えばいいのです。運動習慣のない人も、加齢と同じような経緯で血圧が上がりますが、こちらは軽いストレッチをするだけでも症状の改善が期待できます。本書（P.60、P.110～）を参考に体を動かしてみてください。

血圧の見分け方

当てはまる症状がある場合は要注意！

前のページの「怖くない高血圧」に対して、ここでは「怖い高血圧」を紹介します。急激な血圧の上昇を伴う下記のような症状は、深刻な事態を招く可能性が大。上の血圧が「年齢＋90」以上、かつ当てはまる項目があれば、すぐに医療機関を受診してください。

1 血圧が急に上昇した
2 ろれつが回らない
3 口の動きがぎこちない
4 言葉が出にくい
5 顔の片側がマヒする、ゆがむ
6 目の片方が膜がかかったように見えづらい
7 視野が狭くなる
8 ものが二重、三重に見える
9 思うように文字が書けない
10 手足のしびれを感じる
11 息苦しさやのぼせを感じる
12 むくみやすい
13 尿の色が濁り、泡立つ（たんぱく尿）
14 褐色のような濃い色の尿が出る（血尿）
15 以前に比べてトイレに行く回数が増えた
16「顔色が悪い」「疲れていそう」と指摘される

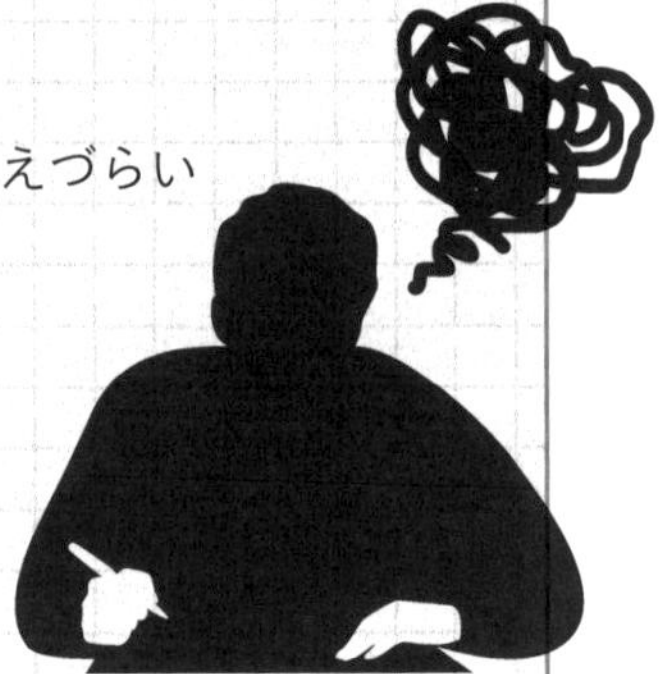

医療機関の受診が必要

注意すべき怖い高

ろれつが回らない

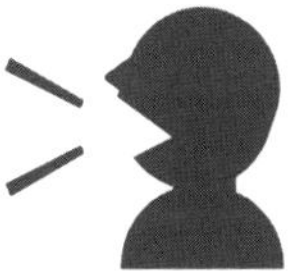

2～10のような兆候は、脳梗塞の初期症状の可能性も。時間が経つと症状が消えますが、50％の人が48時間以内に脳梗塞を発症します。すぐに受診を。

血圧が急に上昇した

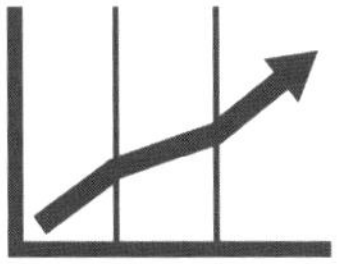

普段と異なる急激な血圧の上昇は、脳や心臓などの血管が詰まっている可能性もあります。すぐに医療機関を受診してください。

息苦しさやのぼせ、動悸を感じる

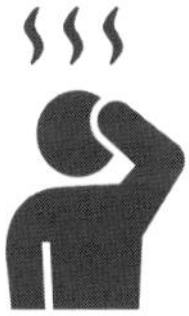

血圧の上昇とともに息苦しさやのぼせ、動悸を感じる場合は「狭心症」や「心筋梗塞」など心臓に起因する病気の可能性があります。すぐに受診が必要です。

手足がしびれる

手足のしびれや痛みは心臓の病変かも。心臓の弁が機能しなくなる「心《しん》臓《ぞう》弁《べん》膜《まく》症《しょう》」、血栓が手足の末梢動脈をふさぐ「塞栓症《そくせんしょう》」などの可能性があります。

周囲の人から指摘される

数値には表れない異変を知る手掛かりになるのが、身近な人たちからの指摘です。「顔色が悪い」「疲れていそう」といった声を真摯に受け止めましょう。

むくみやすい

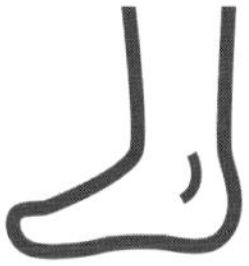

いつも履いている靴が入らないなど、あまりにむくみがひどい場合は「腎不全」や「慢《まん》性《せい》糸《し》球《きゅう》体《たい》腎《じん》炎《えん》」など腎臓の病気かも。13～15の症状も要チェック。

メンタルとフィジカル

血圧が上がる原因には2つのタイプがある

原因が異なる2つのタイプの高血圧

<メンタル高血圧>

ストレスや緊張、心配や不安など、精神的な理由から自律神経のバランスが崩れることで血圧が上昇します。

- 医師や看護師の前だと緊張してしまう（白衣高血圧）。
- 家事や仕事、人間関係のストレスを感じがち。

<フィジカル高血圧>

加齢や運動不足で筋肉や血管、心肺などの機能が低下することで血圧が上がる身体的な高血圧。

- 筋肉のこわばりが血管を圧迫して血流を悪化させる。
- 心肺機能の低下が心臓のポンプ力の働きを強める。

詳しくはP.24でチェック

本書の冒頭（P.24・高血圧タイプチェック）でも紹介しましたが、**血圧を上げる原因は精神的なもの（メンタル高血圧）と、体に起因するもの（フィジカル高血圧）の2つに分けることができます。**まずは、メンタルが引き起こす高血圧について説明したいと思います。

精神的な要因で血圧が上がる典型例は「白衣高血圧」でしょう。このユニークな病名を耳にされたことがあるかもしれませんが、自宅などでは正常な血圧値が、医療機関で測定すると大きく跳ね上がってしまう現象のこと。過度な緊張から交感神経が

精神的な負荷によるメンタル高血圧

精神的な負荷

仕事や人間関係などのストレス　　医療機関での血圧測定による緊張

↓

ストレスに対抗できるようにアドレナリンやノルアドレナリンが大量分泌される

↓

心拍数UP、血管の収縮などによって血圧が上昇

↓

ストレスがなくなると血圧は正常値に戻る（一部、高血圧の慢性化も）

優位になることで、突発的に血圧が上がるのです。高血圧患者の15～30%が該当するといわれています。

　さらに、**精神的なストレスも血圧を上げる要因になります。**仕事や人間関係などでストレスを感じると、自律神経を介してストレスに対抗できるように、血圧を上昇させるホルモンを分泌させて体を戦闘モードに切り替えます。放出されるアドレナリンは心拍数を上げ、ノルアドレナリンには血管を収縮させる作用があるため、ストレスが血圧の上昇につながるわけです。

　こうした**メンタルに起因する高血圧は一時的なもので、ストレスがなくなると正常値に戻ります。**ただし、職場のように繰り返し長期間ストレスにさらされるような環境では、血圧の高い状態が持続されるため、高血圧が慢性化するケースもあります。

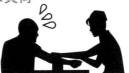

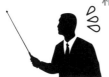

フィジカルタイプの高血圧

その元凶は運動不足や加齢にあり

フィジカルな理由で血圧が上がるのは、P.27でも触れましたが、私は大きく3つの要因が絡んでいると考えます。

まずは、筋肉の柔軟性や筋力そのものが失われること。使われない筋肉は柔軟性を失って硬直していきます。**体を動かす機会の少ない人、運動不足の人の筋肉はガチガチに硬くなり、その周囲を走る血管が圧迫されて血液の流れを悪くします。**

意外かもしれませんが、血管（動脈・静脈）を構成しているのは筋肉です。血流に応じて平滑筋《へいかつきん》と呼ばれる筋肉が収縮と弛緩を繰り返すことで血液を押し流し、スムーズな血流を維持しています。しかし、血管がまわりの筋肉から押しつぶされていては、血管が収縮したままで、血液の流れにくい状態になります。**血行が悪くなると、脳から心臓のポンプ力を上げる指示が出るため、おのずと血圧は上昇傾向になるわけです。**

心肺機能の低下も血圧を上げる要因です。**肺の機能が衰えると、1回の呼吸で入る空気の量が少なくなります。そうなると脳や全身に送られる酸素が不足気味になるため、心臓が心拍数を上げてフォローする結果、血圧が上昇するのです。**

ここに挙げた要因は、主に運動不足や心肺機能の低下が引き起こすもの。体を動かすことで3つの因子を一気に改善できます。運動習慣が高血圧対策のカギになることを覚えておいてください。

フィジカル高血圧の原因は運動不足から

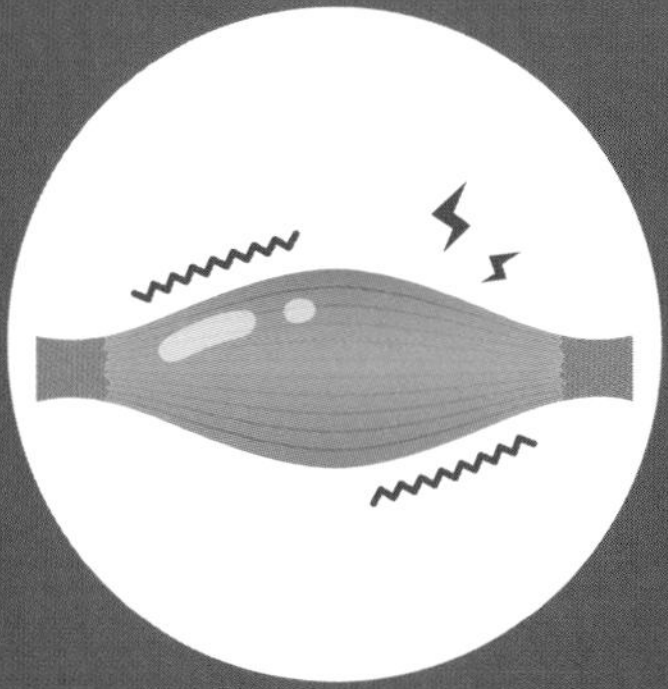

筋肉が硬い＆筋力不足

動かさない筋肉は次第に柔軟性を失い、硬くなります。これが筋力の低下を招くと同時に、筋肉を走る血管を圧迫して血液の流れを悪くします。体を動かして筋肉のしなやかさを保つことが大切です。

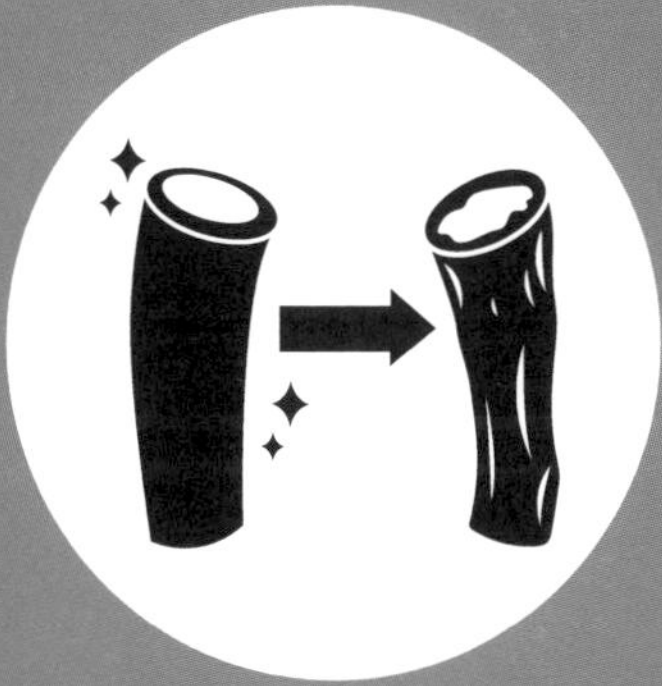

血管が硬くなっている

カチカチになった筋肉に囲まれた血管は、収縮した状態が続くので弾力性もなくなり、血液を押し流す力が小さくなります。血流をよくするには運動で筋肉のこわばりをほぐすことが先決です。

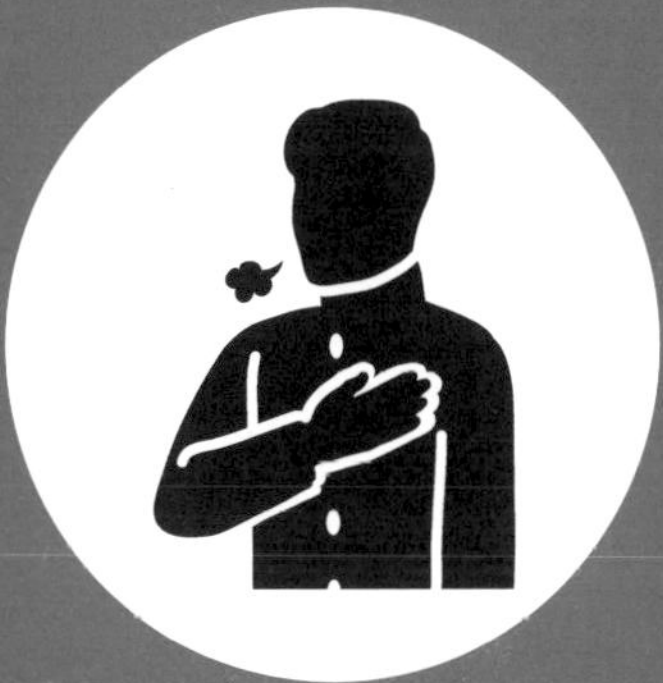

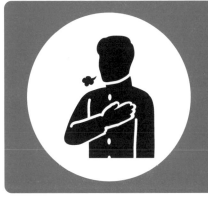

心肺機能が弱っている

心肺機能の低下は、肺活量が少ないことを意味します。一度に取り込める酸素の量が小さくなれば、必要な酸素を脳や全身に送ることができません。運動や呼吸法で肺の動きをよくする対策が必要です。

正常値は人それぞれ

血圧が高くても問題がない人もいる

年齢が上がるにつれて血圧も上昇するのが自然なように、**体格や体質、性別などで適正な血圧値は異なります。**例えば、身長１５０㎝の高齢女性と身長１９０㎝の成人男性では、筋力や血管の強さが違うはずです。マラソン選手などのアスリートにいたっては、豊かな肺活量や心臓のポンプ力がそのまま血圧に反映されます。ですから血圧の正常値にも個体差が生じて当然なのです。こうした差異を無視して「１４０／90以上は高血圧」と、ひとくくりにすること自体おかしいと思いませんか？

降圧薬を服用すると血圧が下がるものの、すぐにまた上がってしまう人がいます。これは薬が効いていないのではありません。薬で強制的に下げられた血圧を、体が元の正常な状態に戻そうとしているのです。つまり、薬を飲む前のほうが、その人にとって適正な血圧値であることを示しています。

私が言いたいのは**「血圧にも個性がある」ということです。**上の血圧が１５０で快調な方や、上が90でも元気な方を私は大勢見てきました。ですからみなさんも**基準値にまどわされることなく、自分なりの正常値があることを知ってほしいのです。気になる症状がない方は、上の血圧が「年齢＋90以内」をひとつの目安とすればいいでしょう。**また、上と下の血圧差を気にする人がいます。これも年齢などで個人差が出るのですが、**およそ40〜60㎜Hgの差であれば問題がない**でしょう。

高血圧の基準値は体格や年齢などが考慮されていない

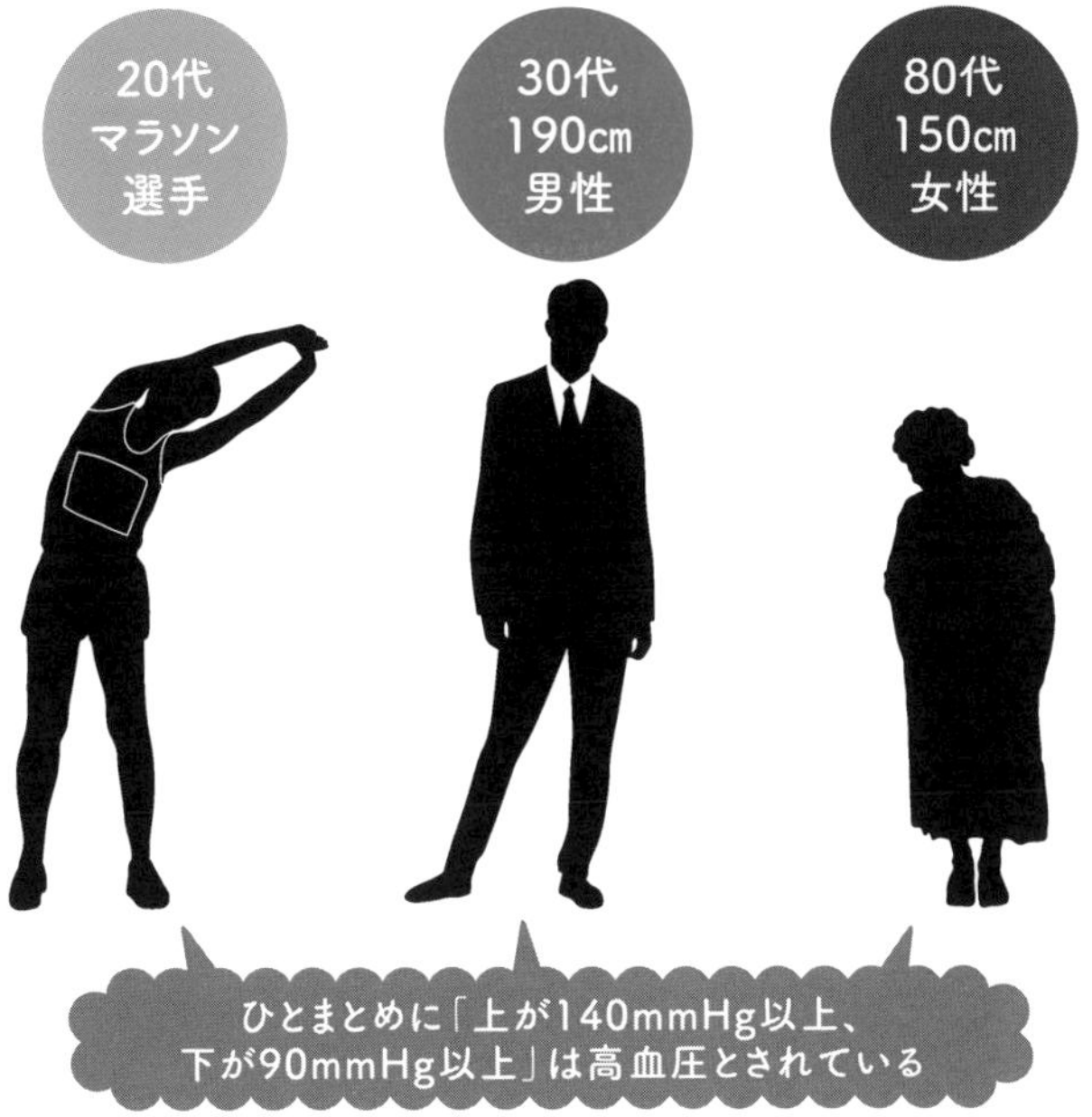
20代
マラソン
選手
30代
190cm
男性
80代
150cm
女性
ひとまとめに「上が140mmHg以上、
下が90mmHg以上」は高血圧とされている

体格や年齢、性別によって、筋力や肺活量には個人差があり、それに伴って適正な血圧値も違ってきます。こうしたことを考慮せず、「上が 140 以上、下が 90 以上は高血圧」と一律に決めつけることには問題があります。

この値であればセーフな血圧の正常値

最高血圧と最低血圧の差が

40～60mmHgの間

上と下の血圧の差も人によって適正値が異なりますが、ひとつの目安として上下差が 40 ～ 60mmHg の範囲なら問題はありません。

上の血圧が

年齢+90mmHg以内

かつて日本の医師がよりどころとした日本人のための内科診断学での基準値「年齢＋ 90」までに上の血圧値が収まっていれば OK。

塩分は本当に悪者？

血圧を下げるための減塩は意味がない

長い間「塩分の摂り過ぎは高血圧につながる」と言われてきました。ところが、この通説に疑問を投げかける研究結果も発表されています。

1988年にまとめられた「インターソルト・スタディー」は、世界32カ国、約1万人を対象として、食塩摂取量と高血圧の関係を解明するために行われた調査です。その結果は食塩摂取量の多い日本や中国で高血圧の有病率が約10%だったのに対し、欧米では食塩摂取量が少ないにもかかわらず、有病率が20〜30%になるというものでした。

ここから導き出されたのは**「1日の食塩摂取量が6〜14g以内であれば、食塩摂取と高血圧の発症に相関関係は見られない」ということ**※**。つまり、「食塩摂取量が多い＝高血圧のリスクが高い」といったそれまでの定説が覆されたのです。**

近年は健康志向から「減塩」の風潮が定着しつつありますが、**もともと人間には体内の過剰な塩分を排出する仕組みが備わっています。**血液中のナトリウム濃度が急上昇すると、脳から「水分を多く摂ってナトリウム濃度を元に戻せ」と指令が出され、適正な塩分濃度を保つように働きかけるのです。水分を摂取すると血液量も増えるため血圧が上がりますが、尿などで塩分が排出されるとともに下がります。塩分による血圧の上昇は一時的なものにすぎません。ですから塩分摂取には神経質にならず、おいしいと思う味つけで食事を楽しんでください。

※日本人の1日平均の食塩摂取量は10g

体には過剰な塩分を排出する仕組みが備わっている

正常時　　　　塩分を摂りすぎたとき

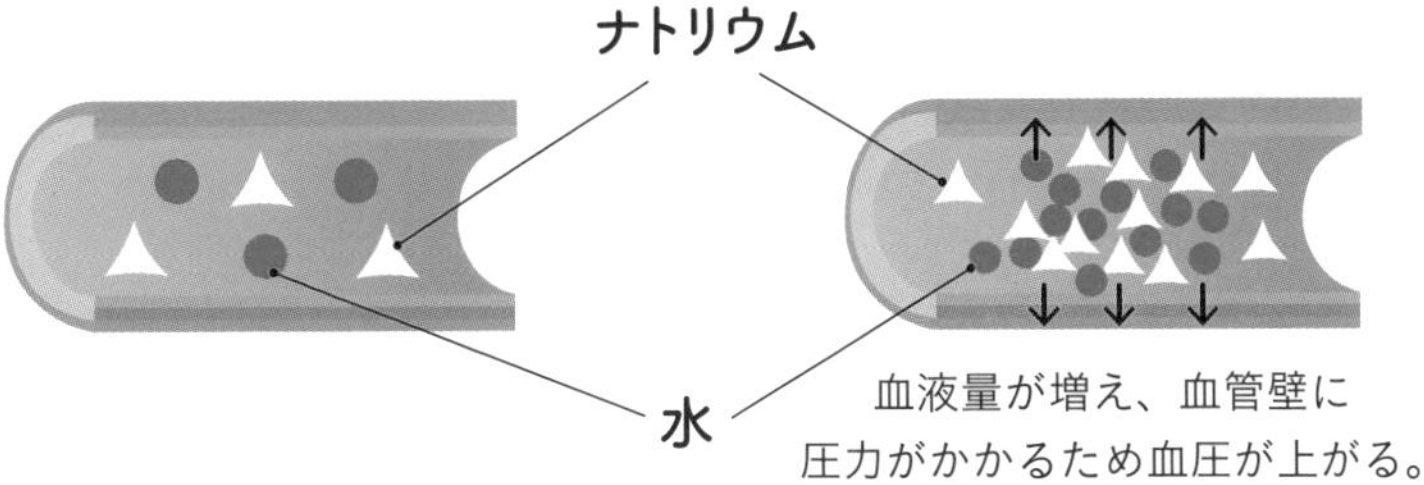

血液量が増え、血管壁に
圧力がかかるため血圧が上がる。

塩分の摂りすぎで血液中の塩分濃度が上がると、血管内の水分量が増えて濃度を一定に保とうとします。すると血液量が増加して血圧は上がりますが、尿などで塩分が排出されるとすぐに下がります。

血圧の上昇は一時的なもの

プチコラム

減塩で死亡率が高くなる!?

塩分不足により引き起こされる症状

行きすぎた減塩は頭痛や吐き気、倦怠感、立ちくらみを招くことも。米国の国民栄養調査では、食塩摂取量が少ないグループほど、心筋梗塞や狭心症などの心血管疾患による死亡率が高いことがわかりました。人間には「味覚」が備わっており、ちゃんと濃い・薄いの塩梅を教えてくれています。

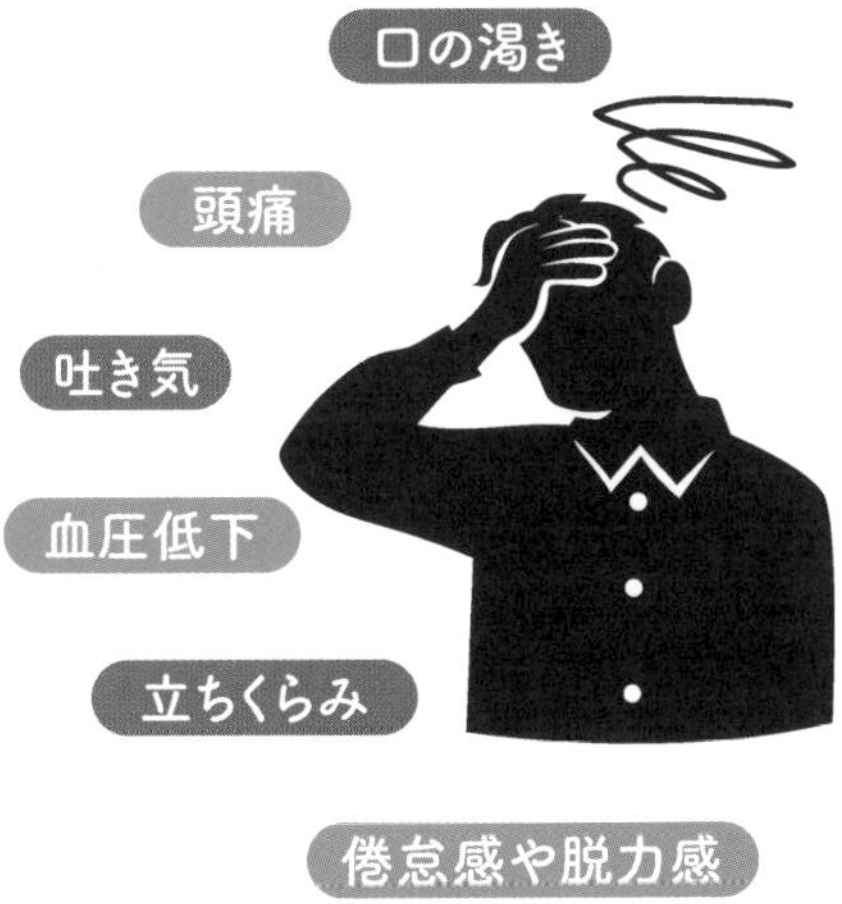
口の渇き
頭痛
吐き気
血圧低下
立ちくらみ
倦怠感や脱力感

い塩の選び方

1 精製塩は避ける

	ナトリウム含有量(mg)	カリウム含有量(mg)
食塩	39000	100
並塩(粗塩)	38000	160
精製塩(家庭用)	39000	2
精製塩(業務用)	39000	2

カリウムが
ほとんどない

データ：文部科学省「日本食品標準成分表（八訂）増補 2023 年」より作成
※ 100g あたりの含有量

精製塩は余分なナトリウムを体内から排出してくれるカリウムをほぼ含みません。それに比べ、食塩や並塩にはカリウムが豊富なことが表からもわかります。

自然塩と精製塩の主な特徴

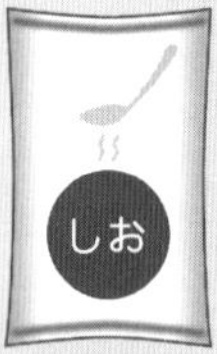

自然塩

- カリウム、カルシウムなどのミネラルを豊富に含む
- 甘みや苦みを感じる
- 自然な製造方法

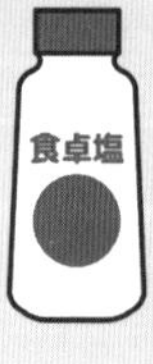

精製塩

- ミネラル成分が取り除かれている
- しょっぱさが強い
- 化学的な方法で製造

高血圧にならな

2 岩塩よりも海塩を選ぶ

岩塩

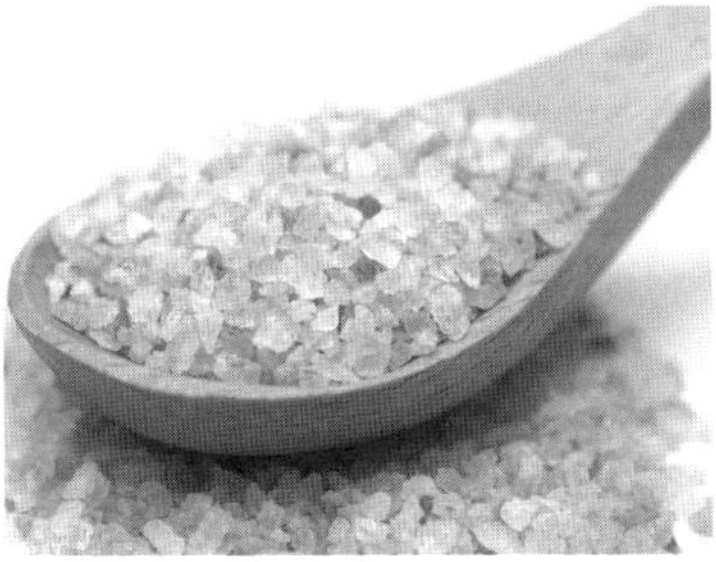

<

海塩

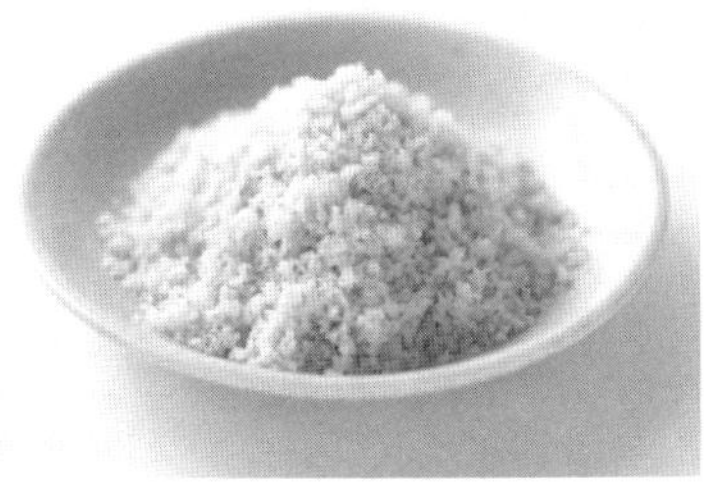

／日常使いならこっち＼

岩塩は味のアクセントには最適ですが、ミネラル分のカリウムをほぼ含みません。食卓に常備するならカリウム豊富な海塩がおすすめ。

塩と血圧の研究で分かってきたのが、**血圧に関係しているのは塩そのものではなく、ナトリウムとカリウムの含有量でした。血圧の気になる方は、99%以上の塩化ナトリウムからなる精製塩は避けましょう。**これは塩化ナトリウムに筋肉を収縮させる作用があるため。精製塩を摂ると、平滑筋で構成される血管も収縮し、血圧が上がりやすくなるのです。要は、高血圧にならない塩選びをするのであれば、カリウムを多く含む塩を選べばいいのです。

おすすめは日本人が昔から摂ってきた自然塩。原材料が「海水」や「海塩」と表示されたものです。これらにはミネラルも豊富に含まれます。特に、体内の余計なナトリウムを排出する、カリウムが多く含まれるものを選びましょう。

飲み続ければ副作用のリスクを上げるだけ

薬では高血圧は治せない

血圧が高くなった根本原因を薬で治すことはできない

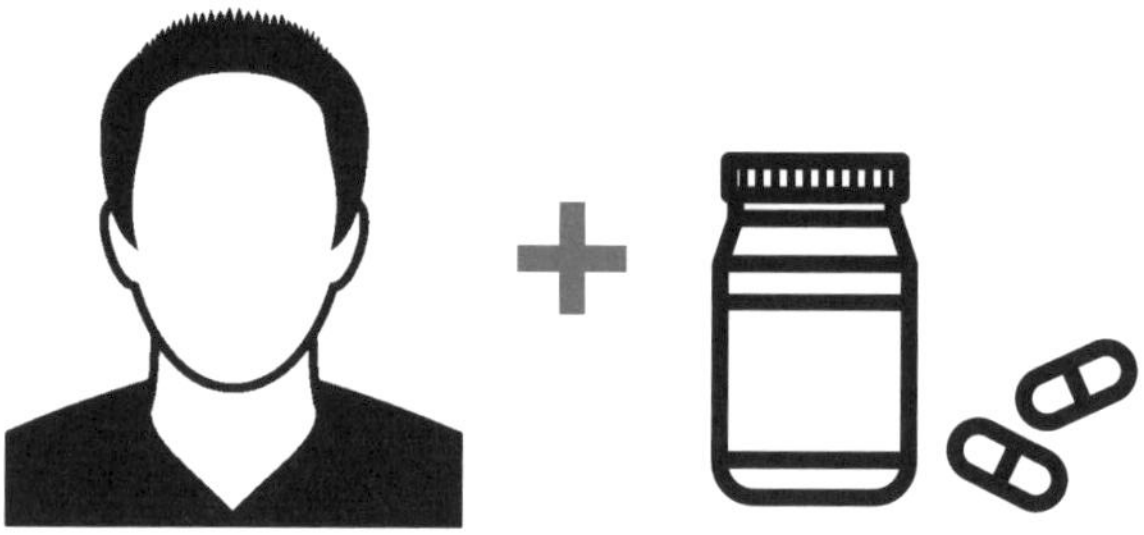

高血圧の人　＋　降圧薬を服用

↓

薬で数値を下げているにすぎない！

根本解決がされていないので重篤な病気の進行を見逃す可能性も！

薬の専門家から言わせてもらえば、打撲のような急性疾患なら痛みを取るために薬の効果が発揮されますが、慢性疾患である高血圧の薬は、体質を変えて根本的に治療することはできません。それどころか、**服用の期間が長くなれば長くなるほど、人体に与える副作用の影響も蓄積して大きくなります。**

ところが多くの場合、病院に行って高血圧の基準値を超えたという理由だけで降圧薬が処方されると、そこから薬との長いつきあいが始まります。しかし、それは本当に正しいのでしょうか。

薬で治せる病気・治せない病気

急性疾患

急性心不全
急性腎不全
急性心筋梗塞
など

↓

投薬治療で治せる

慢性疾患

高血圧
糖尿病
高脂血症
など

↓

投薬治療だけでは治せない

急性疾患を除いて、薬では慢性的な病気を根本的に治すことはできません。症状の緩和、原因となる菌を抑える、抵抗力の向上など、対症療法が薬の主な役割です。長期服用は副作用のリスクも高めます。

例えば頭痛で病院に行ったときに、**「頭痛薬は一生飲んでください」とは言われません。なのに「降圧薬は飲み始めたら一生やめることはできない」と言われます。**毎日血圧を測定していて、血圧が高い日に薬を飲むならまだしも「基準値よりも低い日でも飲まなければいけないの？」と疑問に思ったことはありませんか。

薬はあくまでも症状を和らげる対症療法で根本的な治療にはなっていません。さらに、薬の長期服用は副作用のほか、体の慣れでだんだんと効き目が悪くなる可能性もあります。そうなると、さらに強い薬が処方され、副作用の影響も強まります。

また、**高血圧の根本的な原因を知らないまま降圧薬を飲んでいれば、結果的に重大な病気の進行を見逃す可能性**のリスクも上がってきます。

脳梗塞や体に変調をきたす原因に

薬で血圧を下げると危険な理由

死亡リスクが高まる境界線は160mmHgから

研究によれば最高血圧が 160mmHg までは変動のなかった死亡率が、160 を超えると右肩上がりとなり、180 で大きな伸びを示します。上の血圧値 160 が危険水域との境界線と言えそうです。

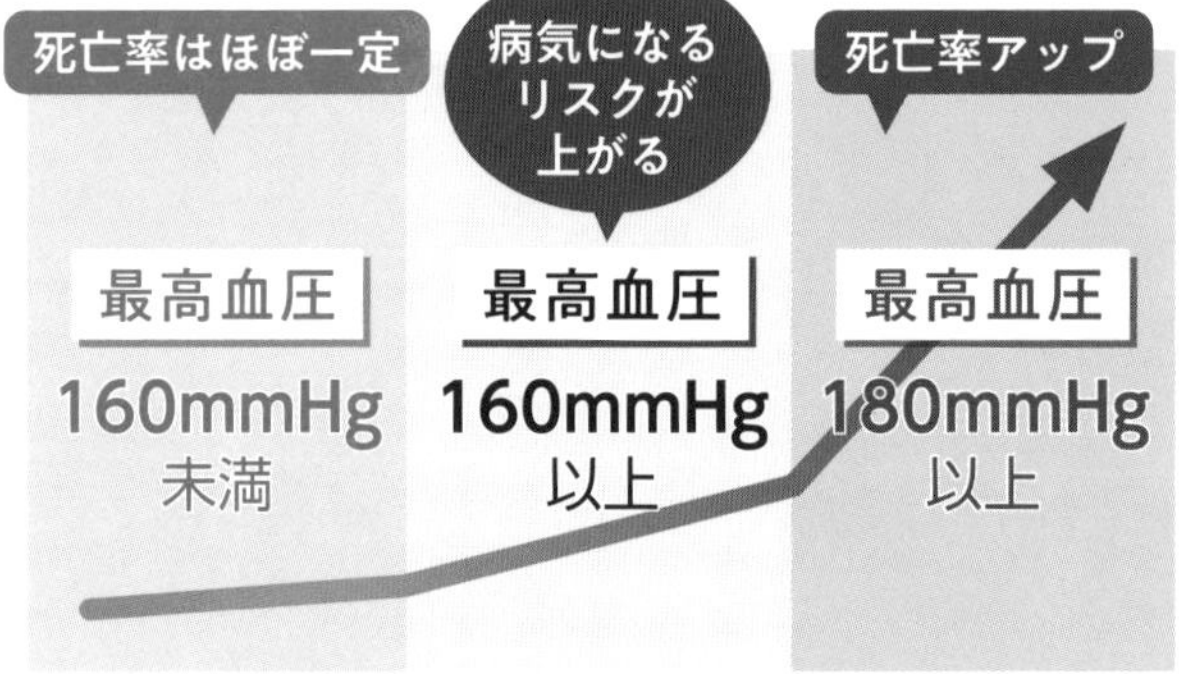

最高血圧が年齢 +90 以上
かつ 160mmHg 以上なら要注意！

薬での降圧が脳梗塞のリスクを高めるという研究結果も出ています。

東海大学医学部の大櫛陽一教授らが約4万人の脳卒中患者と一般の人を対象に、脳卒中の症例別の比較研究を行いました。その結果、**降圧治療中の人は高血圧で未治療の人と比べ、脳梗塞の発生率が約2倍高い**ということがわかりました。

脳梗塞は、脳の血管に血栓（血の塊）が詰まって引き起こされる病気です。通常、血栓ができて血管が詰まりかけると、心臓はポンプ機能を上げて血栓を押し流そうとします。しかし、血流が弱いと詰まった血栓を

薬で血圧を下げることのリスク

降圧薬＝血流を弱めて血管にかかる圧を減らす

↓

血栓（血の塊）が血管に詰まっても押し流せない

↓

血栓が脳に詰まると脳梗塞になるリスクが

＼必要な栄養が脳や体に届けられないため／

手足の先など末端部位の冷え

白内障や緑内障

めまい、ふらつき、認知症

などのおそれも…

押し流すことができません。血流を弱めて血管にかかる圧力を強制的に下げる降圧薬の服用は、脳梗塞になるリスクを上げてしまうのです。

さらに、年代別の死亡率と血圧レベルの関係を検証した研究で、**男女とも最高血圧が１６０未満なら死亡率はほぼ一定で、１６０を超えると増えはじめ、１８０で一気に跳ね上がる**というデータが出ています。

以上の結果を踏まえると、「血圧が１８０以上の人は、セーフティゾーンの１６０まで下げる」そして、「脳梗塞リスクを回避するには、降圧薬に頼らずに血管を強くすることで血圧を下げるアプローチがよい」と言えます。年齢や生活習慣に起因する高血圧であれば、降圧体操と食生活の改善が降圧の近道。本書で紹介するツボ押しや呼吸法、食事術を試してみてください。

副作用の心配なし！

自然の降圧薬はスーパーで買う

読者のなかで「薬を減らしたい」「いずれは薬を卒業したい」という方は、**降圧薬と同じ成分をもつ食材を食生活に取り入れてみてはいかがですか。**製薬の原点は自然素材がもつ有効成分からつくること。ですから食品が薬の代わりになるのは当然のことなのです。紹介するのは一例ですが、**スーパーやコンビニなどで買えるものばかり。副作用の心配がなく、安全で安心なのも利点です。**

まず紹介するのは「お酢」。酢の主成分である酢《さく》酸《さん》には、血圧を上げるホルモンを穏やかに抑制する働きがあります。これは多用される降圧薬の「ARB」と同じ作用で、1日に大さじ1杯のお酢を飲むだけでも効果が期待できます。クエン酸を含むレモンやグレープフルーツ、梅干しも同じ効能をもつので、上手に活用してください。

次は血管拡張作用のある「カルシウム拮抗薬」に代わるショウガです。ショウガを加熱するとジンゲロールという成分がショウガオールに変化。この成分が血管を広げて血圧降下を助けます。豚肉の生姜焼き、魚の煮物やスープなどに使ってみては。

3つ目の「利尿薬」はコーヒーや紅茶、緑茶で代用できます※。コーヒーや緑茶、紅茶に含まれるカフェインには、優れた利尿効果が認められているからです。食後に緑茶やコーヒーを飲む習慣のある方は、何気なく実践していることがすでに高血圧対策になっています。

※利尿薬と作用の違いはありますが、尿の排出を手伝う点は同じなので紹介しました。

薬剤師が教える　降圧薬と同じ効果の食材

下記に挙げた食材で血圧が下がるなら降圧薬に頼る必要はありません！

これで代用！

お酢

梅干し

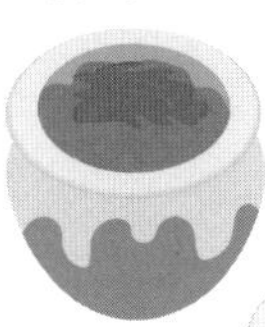

グレープフルーツ

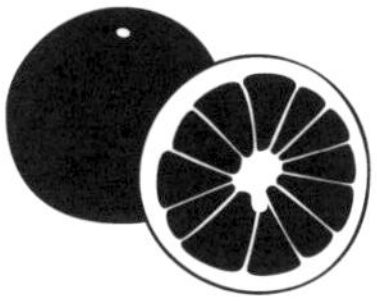

お酢などの主成分「酢酸」が血圧を上昇させるホルモンを抑制

ARB（アンジオテンシンⅡ受容体拮抗薬）

血圧を上昇させる作用をもつアンジオテンシンⅡの働きを抑制して血圧を下げます。

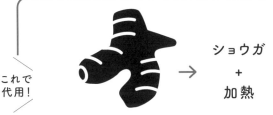

これで代用！

→ ショウガ ＋ 加熱

ショウガオールは体を温めて血管を広げます。逆に、生のショウガには体を冷やす作用があるので注意

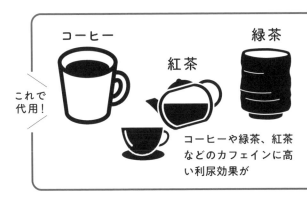

Ca（カルシウム）拮抗薬

血管を収縮させるカルシウムイオンが血管内に入るのを抑制。血管の収縮を抑えて血管を広げ、血圧を下げます。

これで代用！

コーヒー

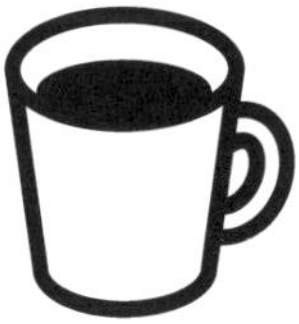

紅茶

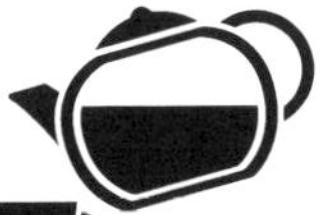

緑茶

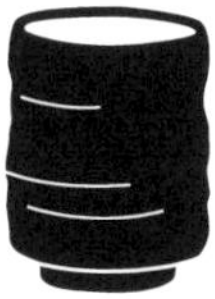

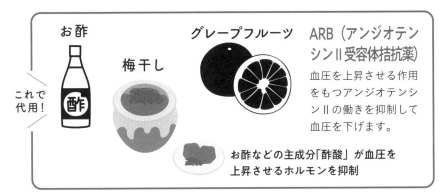

コーヒーや緑茶、紅茶などのカフェインに高い利尿効果が

利尿薬

利尿薬には塩分（ナトリウム）とともに水分を体外に排出させ、体液（血液）の量を減らすことで血圧を下げる効能があります。

カリウムが豊富に含まれる

イモ類・海藻類・豆類を摂って血圧対策

カリウムには降圧効果がある

カリウムの主な働き

- 体内のナトリウムを排出して血圧を下げる
- 細胞の浸透圧を調整して一定に保つ
- 神経伝達のサポート
- 体液のPHバランスを維持
- 心臓機能や筋肉機能の調整
- 筋肉の収縮をスムーズにする

カリウムは細胞に多く含まれるミネラル。過剰に摂取されたナトリウムを排出するほか、筋肉の収縮や細胞の浸透圧を維持するなど、人体にとって重要なさまざまな働きがあります。

食の面から血圧対策をするなら、ミネラルの一種であるカリウムを積極的に摂取しましょう。塩選びの重要性を紹介したページ（P.46参照）でも触れましたが、**カリウムには血圧上昇の要因となるナトリウムの排出を促す働きがあるからです。**

ありがたいことにカリウムは、私たちが普段から食べている食材にも多く含まれています。魚介類ならサワラや銀鮭、イワシの丸干しなどのほか、ひじき、昆布といった海藻類にも豊富です。肉類では牛のヒレ肉やモモ肉、豚のモモ肉や鶏のムネ肉など。野菜ではホウレン草や枝豆、ジャガイモや

カリウムを多く含む食べ物

海藻類

ひじき
わかめ
のり
昆布

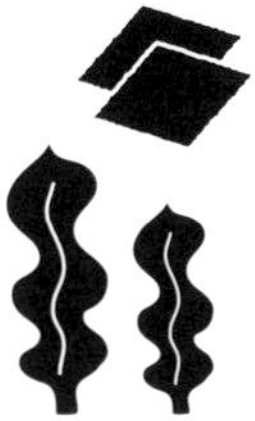

イモ類

さといも
かぼちゃ
やまといも

くだもの

バナナ
メロン
イチゴ
キウイ

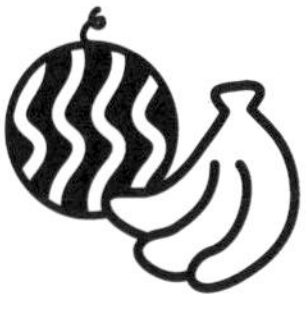

豆類

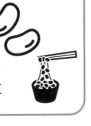

大豆
納豆
エンドウ豆
インゲン豆

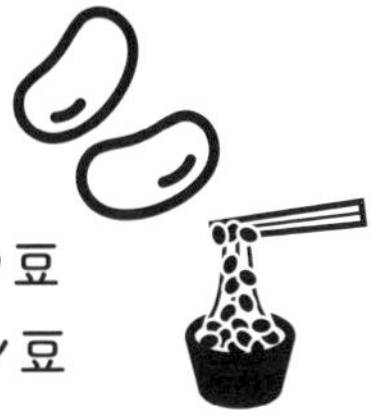

サトイモなどのイモ類、大豆製品の納豆も貴重なカリウム源です。

おかずになる食材以外でも、バナナやメロン、イチゴなどのフルーツ、ナッツ類やヨーグルトにも多く含まれているので、朝食やおやつに加えてみるのもいいでしょう。乾燥わかめをスプーン1杯、味噌汁やスープにプラスするだけでも立派な降圧メニューです。簡単にはじめられるものから取り入れてみてください。

なお、利尿薬を長く服用している方は、カリウムの排出量が増えて欠乏することがあります。これを適切に補うためにも、カリウムの豊かな食品を活用し、おいしく、楽しみながら降圧してください。

ちなみに、カリウムは神経の伝達や筋肉の収縮を正常に保つ、肌荒れを予防するなど、実にさまざまな働きをもっています。

圧ストレッチで
がる

筋肉にアプローチ

フィジカル高血圧は心肺機能や血管、
筋肉を強化することで数値を改善できます。
運動嫌いでも負担なく行える降圧体操で
血管や臓器の働きを正常化しましょう。

ウォーキングをしても
血圧が変わらない人におすすめ！

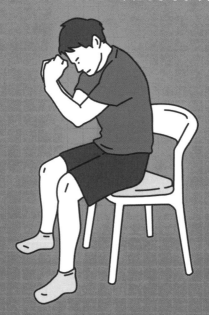

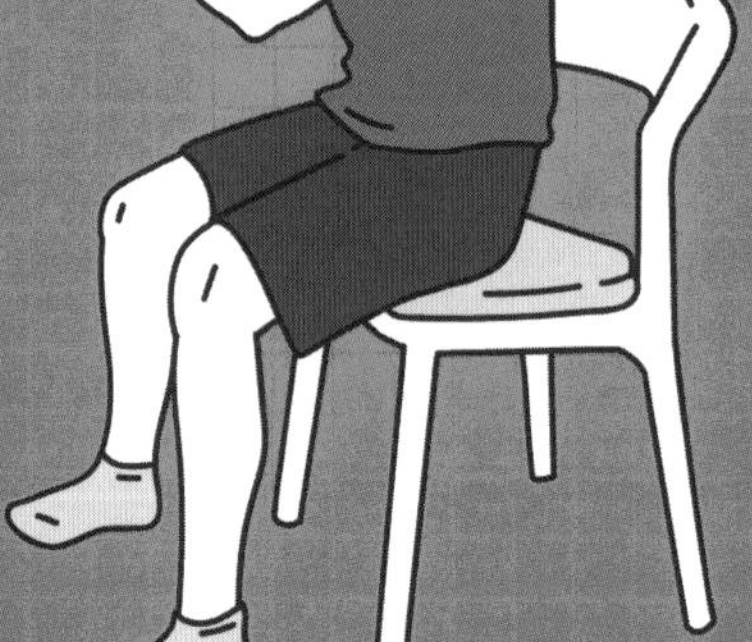

肺活量をアップして血圧を
下げる加藤式降圧ストレッチ

PART

2 加藤式降
血圧は下

心肺機能・血管・

CONTENTS

心肺機能を上げて血圧を下げる！

加藤式降圧ストレッチがすごいワケ

フィジカル高血圧は降圧体操で下げられる

高血圧の原因は４つ

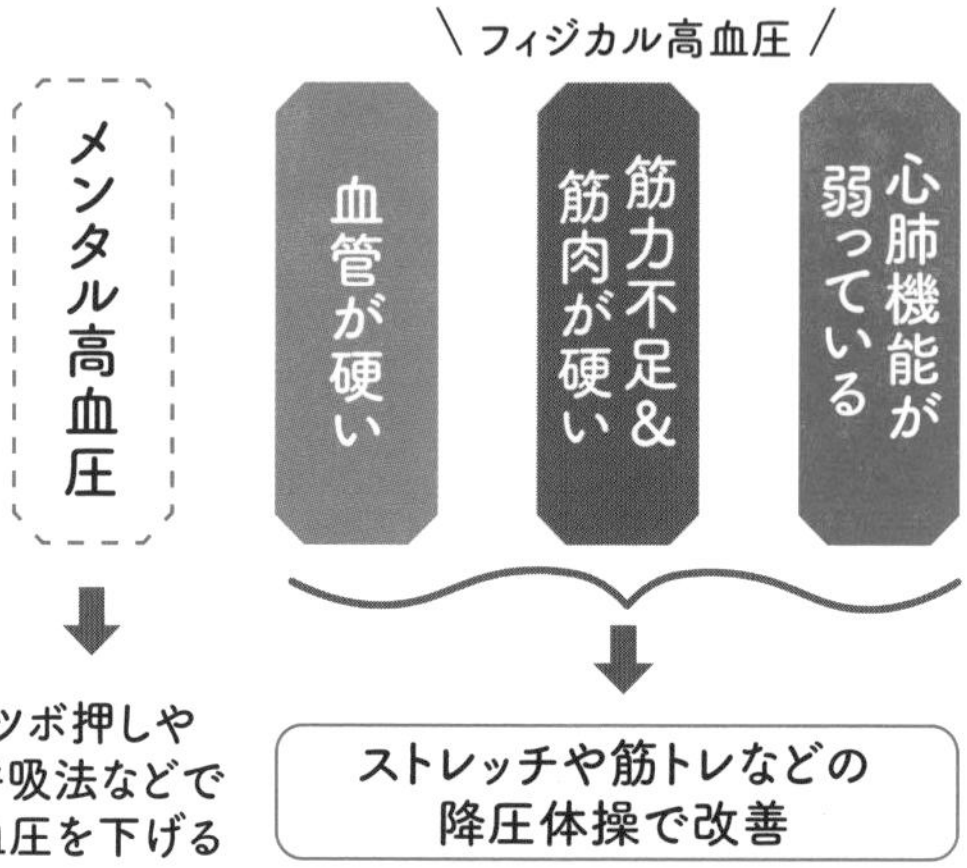

フィジカル高血圧の主な原因は心肺機能の低下、筋肉の硬化や衰え、血管の硬さ。運動はこれらをまとめて解消できる手段です。本書のストレッチや筋トレで、根本から高血圧を解決してください。

高血圧の主な原因は、筋肉や血管の硬化が招く血流悪化と、心肺機能の衰えによる血液中の酸素不足です。こうした状況を改善するには、ストレッチなどの運動で、筋肉や血管の柔軟性を取り戻して血流をよくし、肺を若返らせ酸素を全身に行き渡らせるようにしましょう。

「加藤式降圧ストレッチ」は、もともと声楽家の方たちが実践していたストレッチに、降圧の視点からアレンジを加えたもの。**胸郭《きょうかく》を広がりやすくすることで肺の動きをよくし、心肺機能を上げるのが目的です。**

胸郭とは俗に「あばら骨」と言われる肋骨《ろっこつ》、

肺活量を上げて心肺機能をサポートする降圧ストレッチ

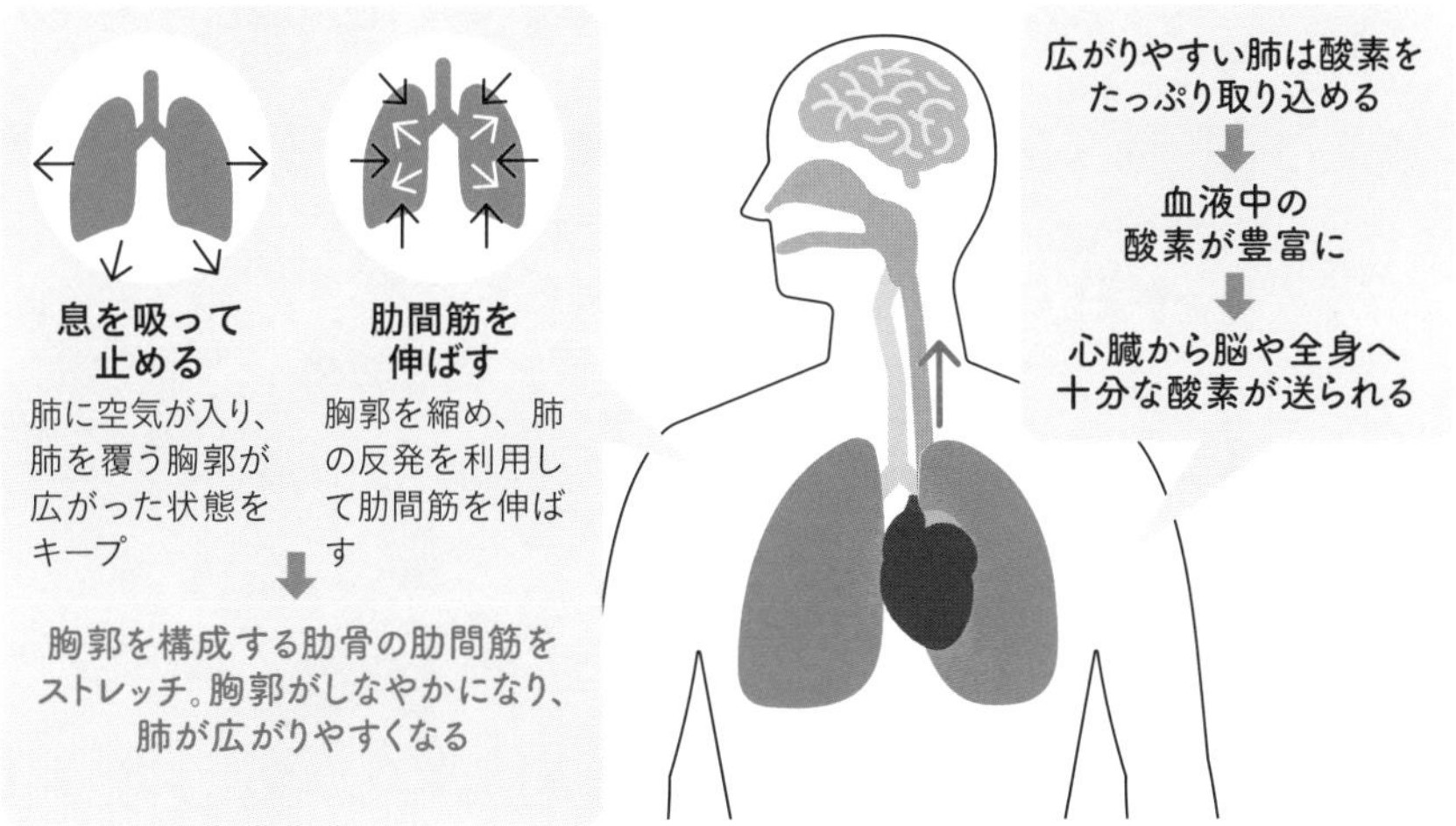
息を吸って
止める
肺に空気が入り、肺を覆う胸郭が広がった状態をキープ
肋間筋を
伸ばす
胸郭を縮め、肺の反発を利用して肋間筋を伸ばす
胸郭を構成する肋骨の肋間筋をストレッチ。胸郭がしなやかになり、肺が広がりやすくなる
広がりやすい肺は酸素をたっぷり取り込める
血液中の
酸素が豊富に
心臓から脳や全身へ
十分な酸素が送られる

胸郭の広がりをスムーズにすることで、肺も広がりやすくなり、空気を取り込む力が高くなります。自然な呼吸で十分な酸素が全身に届けられるようになれば、心臓がポンプ能力を上げて不足しがちな酸素量を補う必要もなく、血圧が上がることもありません。

さらに胸骨《きょうこつ》と胸椎《きょうつい》に囲まれた空間で、その中に肺や心臓などの臓器がおさまっています。肺は自分で膨らむことができないため、まわりの胸郭や横隔膜《おうかくまく》（呼吸筋）の動きに助けられて伸び縮みしているのです。

ストレッチによって肺が広がり、動きがよくなれば、一度の呼吸でより多くの酸素が取り込めるようになります。すると血液中の酸素も豊かになり、心臓から脳や全身に十分な酸素が届けられるわけです。酸素の供給が満たされれば、心臓が心拍数を上げて血中の酸素不足を補う必要もなく、おのずと血圧も下がり安定していきます。

ただし、このストレッチは肺に取り込む酸素量を増やして心肺機能を改善するもの。心臓を強化して心肺機能を上げるには、巻末（P.112〜参照）の運動をプラスして行ってください。

レッチで酸素供給量を上げる

胸郭の可動域を広げて、浅くなった呼吸を改善します。
1日2回を目標に、何回行ってもOKです。

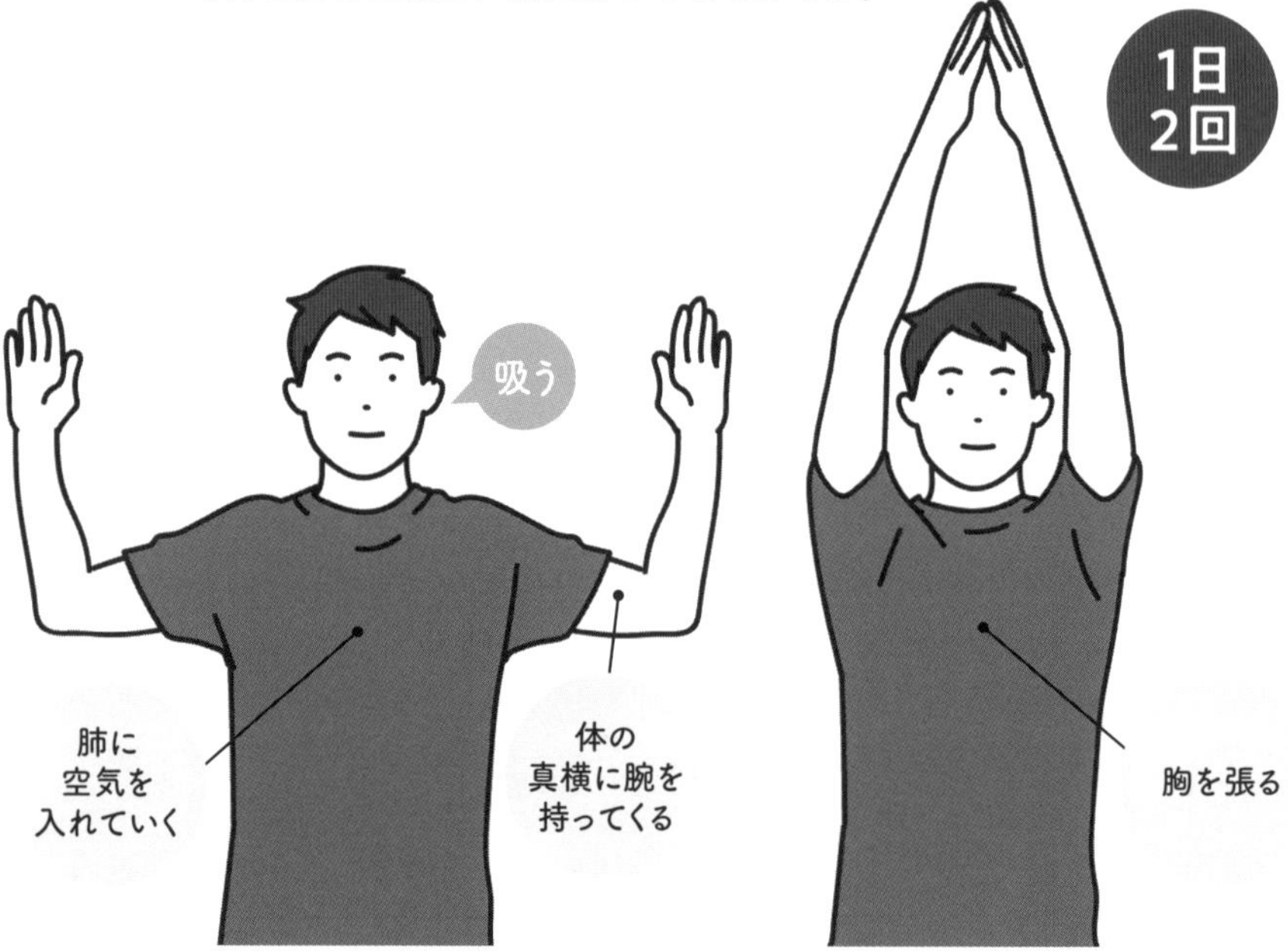

1 両手を合わせ、手を頭の上に伸ばす。

2 腕を横に曲げて、胸を広げながら息を吸い込む。

加藤式降圧スト

POINT

2で胸郭を広げ、3で肺を酸素で満タンにして、4で胸郭をストレッチします。立って行っても座って行ってもOK。やりやすい方法で実践してください。

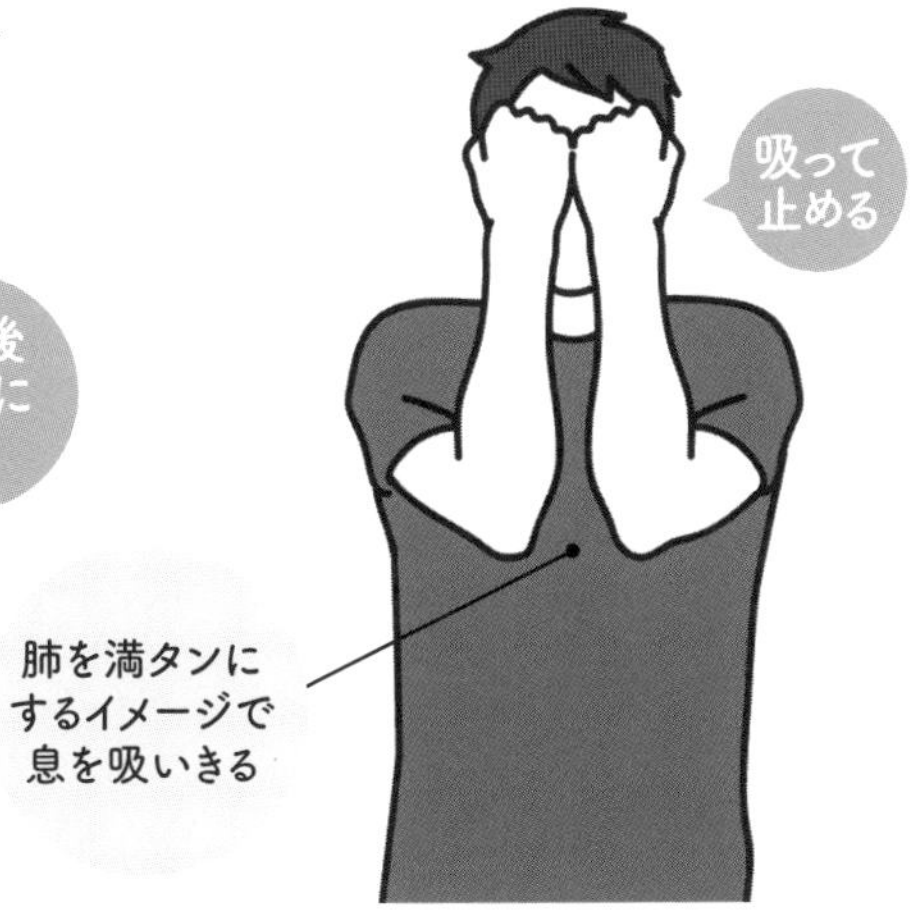
吸って
止める
肺を満タンに
するイメージで
息を吸いきる

3 さらに最大限まで息を吸い込んだら腕を顔の前までもってきて息を止める。

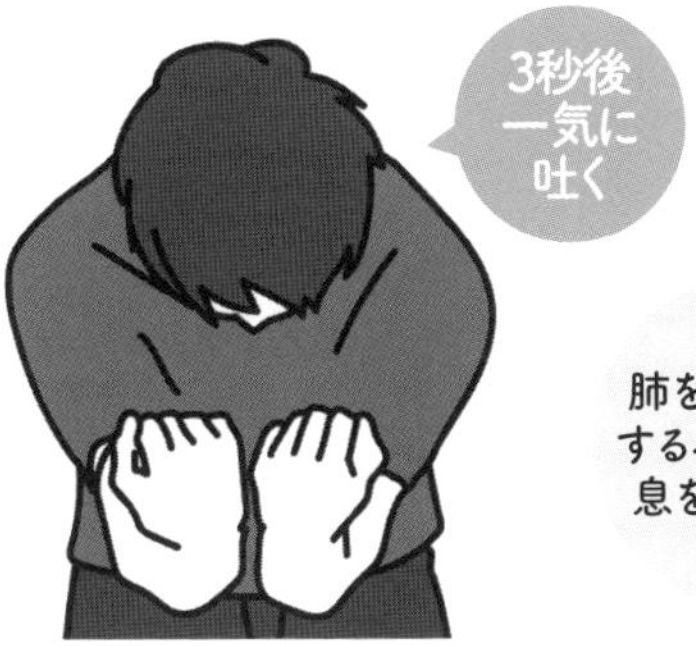
3秒後
一気に
吐く

4 息を止めたまま体を前に倒す。そのまま3秒ほど姿勢を保持し、息を一気に吐く。

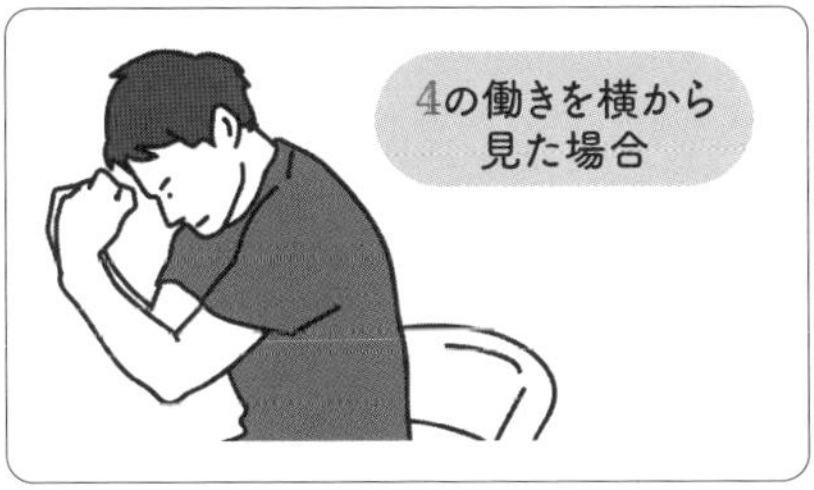
4の働きを横から
見た場合

根本的原因を改善！

心肺機能と筋力の強化で薬いらずの体に

加藤式降圧ストレッチだけでも血圧を下げることはできますが、下がった血圧を元に戻さないために、**そして永続的に血圧を安定させるためにも、P.112〜の「降圧体操」の実践をおすすめします。**そうすれば**フィジカル高血圧の3つの原因（筋肉の硬化と筋力不足、血管の硬化、心肺機能の低下）を根本から解消でき、血圧の上がりにくい、降圧薬と無縁の体をつくることができるでしょう。**運動のテーマは大きく以下の2つです。

1　筋肉と血管を同時に柔らかく&筋力アップ

●運動不足や加齢によってガチガチに硬くなった筋肉をストレッチで柔軟に。筋肉がほぐれることで、まわりの血管もしなやかになって血流がよくなる。

●運動不足で筋肉が細くなる「筋萎縮《きんいしゅく》」になると、足腰の衰えが顕著になってますます運動不足に。運動によって筋力をつけ、筋萎縮をストップさせる。

2　心臓に負荷をかけて心肺機能を上げる

●1度の呼吸で肺にたくさんの空気を取り込む力を上げ、酸素不足による余計な心臓の負担を軽減する。「加藤式降圧ストレッチ」でもカバー。

●加齢や運動不足による心肺機能の低下を根本的に改善するため、通常よりも心拍数を10または20上げる程度の運動を行って心臓を強化する。

巻末では運動のほか、ツボ刺激や食事法も紹介しています。プログラムを通じて降圧効果を実感してください。

筋肉と血管をほぐして血流改善＆筋力アップ

フルスクワット（P.116）

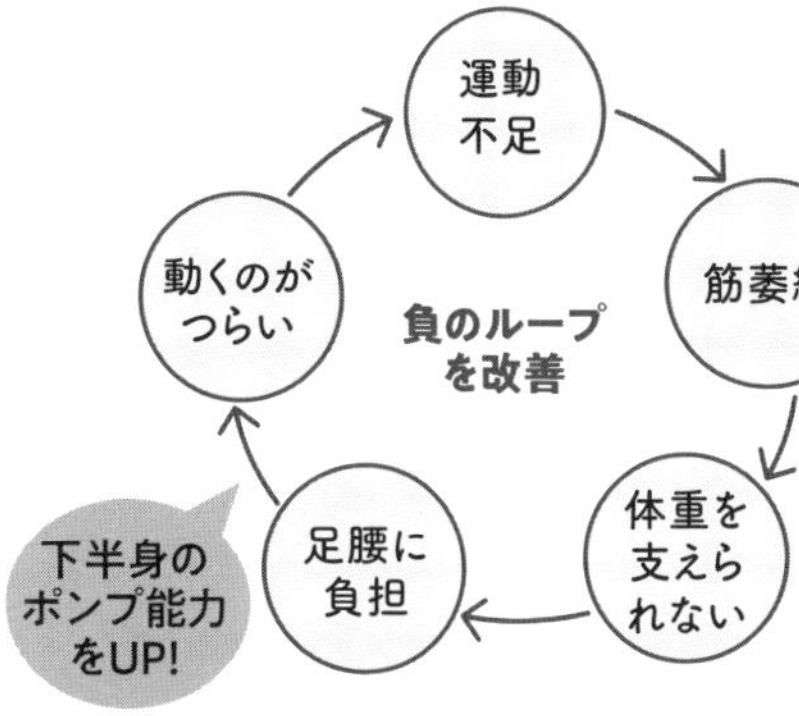

運動不足による筋萎縮から始まる悪循環を、下半身の筋肉を刺激することで打開。筋力アップで足腰の負担を軽減し、さらに下半身から心臓へ血液を戻すポンプ機能も高めます。

バンザイ体操（P.112）

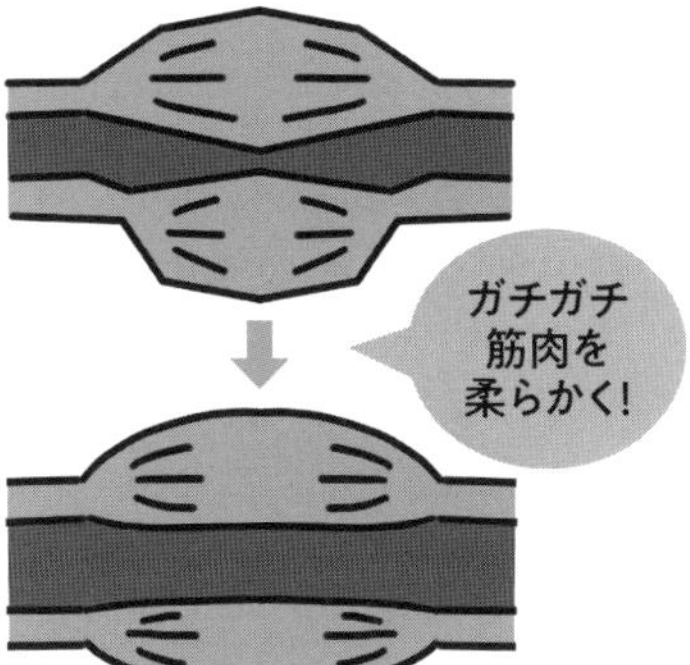

筋肉に柔軟性をもたせ、血管のしなやかさを取り戻す運動。筋肉の伸び縮みが同時に行われるため、血流改善に加えて血管を柔らかくするＮＯ（P.64 参照）の分泌も促進されます。

心臓に負荷をかけて心肺機能を高める

成人の通常の心拍数
60～100／分

↓

少し息が上がる運動をしたときの心拍数
70～120／分

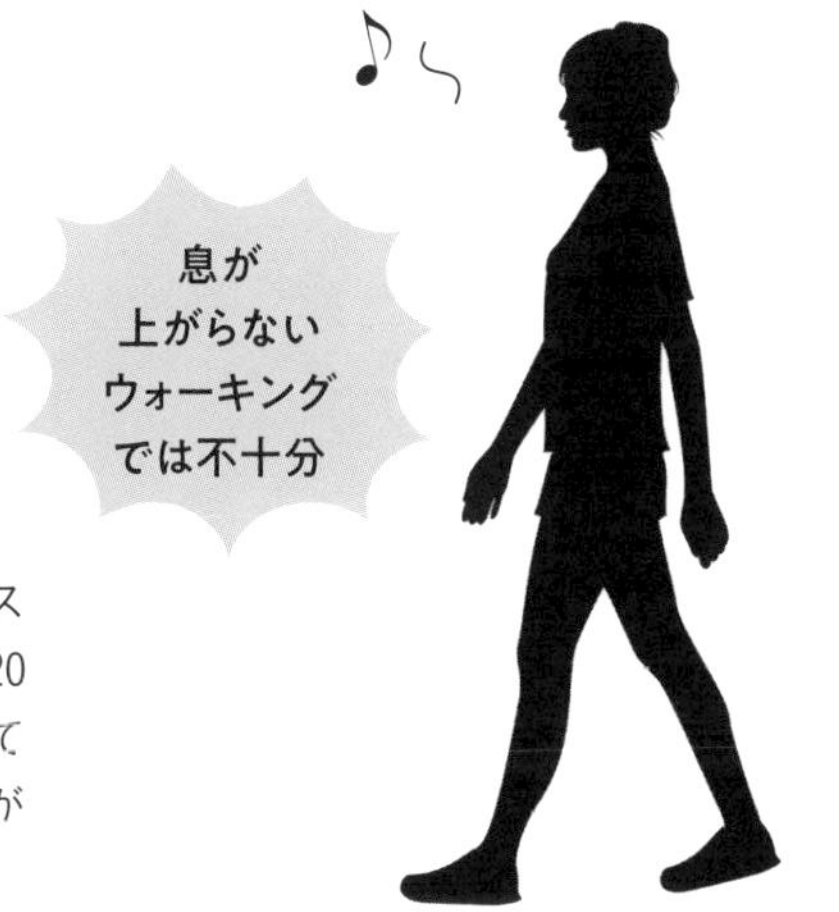

腕振りデッドバグ（P.118）やジャンプスクワット（P.120）で、通常より 10 ～ 20 くらい心拍数を上げて心臓に負荷をかけて鍛えます。息が少し「ハァハァ」、心臓が軽く「ドキドキ」するくらいが適正です。

驚異的な働き！

ガチガチ血管を柔らかくするＮＯ《エヌオー》

血管の健康管理役 すごい！ＮＯの働き

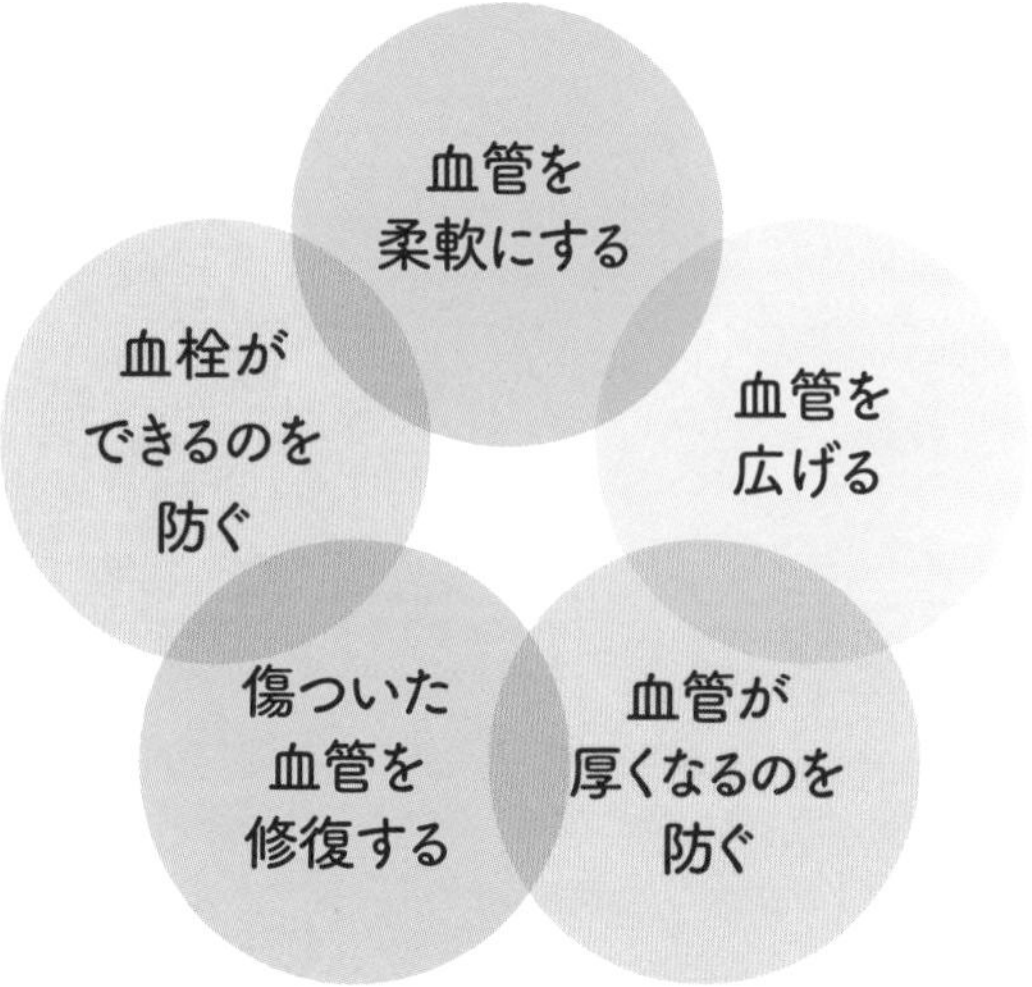
血管を
柔軟にする
血管を
広げる
血管が
厚くなるのを
防ぐ
傷ついた
血管を
修復する
血栓が
できるのを
防ぐ

・血液がスムーズに流れて血圧が下がる！
・血管がケア、メンテナンスされて健康に

運動による降圧効果でもうひとつ注目したいのが、ＮＯ（一酸化窒素）のもつすぐれた働きです。ＮＯは血管の内側にある血管内皮細胞から分泌される物質で、**血管を柔らかくする作用があるため、産出が増えるほど血液の流れがスムーズになり、結果として血圧が下がります。**

さらに、ＮＯには血液中の血小板の凝固を防いで血栓《けっせん》をできにくくしたり、傷ついた血管を修復する働きがわかっています。

また、ＮＯの分泌を増やすことは脳梗塞や心筋梗塞の予防のためにも重要です。

つねにＮＯが分泌されやすい体内環境が

NOの分泌を増やせば血圧は下がる

効率的にNOを分泌するには

①筋肉に力を入れ、一時的に血管を収縮させて血流を悪くする。

②一気に力を緩めると、せき止められていた血液が勢いよく流れ出す。

③血流が内皮細胞を刺激。NOが盛んに分泌され血管を柔らかくする。

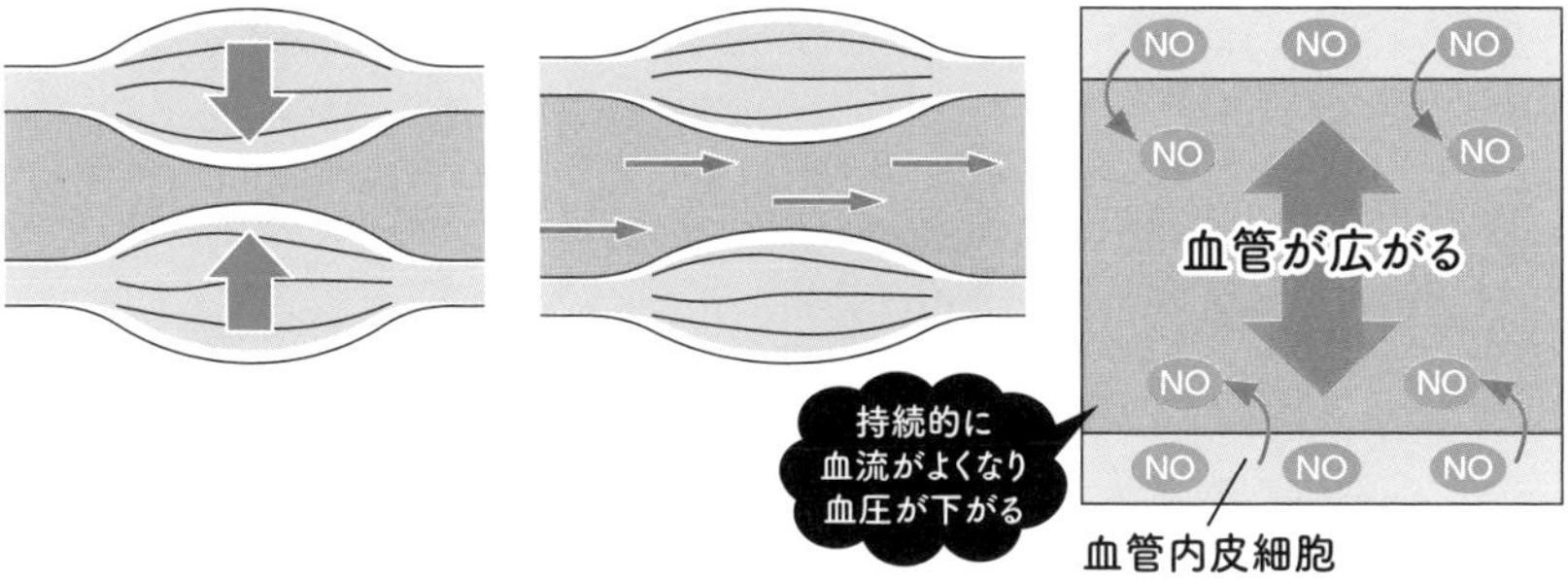

筋肉を収縮させて血流を悪くした後、一気に力を緩めて血管を解放することで、一時的に多くの血液が血管を流れます。これに刺激された内皮細胞がＮＯを盛んに分泌するため、血管が柔らかくなり、血圧も下がります。

整っていれば、適正な血圧値が維持でき、将来に渡って高血圧の予防にもなります。本書もそこに着目して「加藤式降圧ストレッチ（P.60）」、「バンザイ体操（P.112）」、「合掌ポーズ（P.122）」といったNOの分泌を促進する運動を取り上げています。

合掌ポーズは手のひらを合わせて押し合い、筋肉を一度硬直させて血流を悪くした後、一気に力を緩める動き。これはギュッと収縮させた血管をパッと解放して、せき止められていた血液を瞬時に勢いよく流すことになります。こうして血管内の血液量を急激に増やすと、血管内皮細胞が刺激され、NO分泌アップにつながるのです。

このようにNO分泌促進を目的とした降圧運動を続けて健康的な血圧の値を維持して下さい。

体操の様々なメリット

けではなく、健康増進やメンタルのケア、外見の若返りにまで及びます。

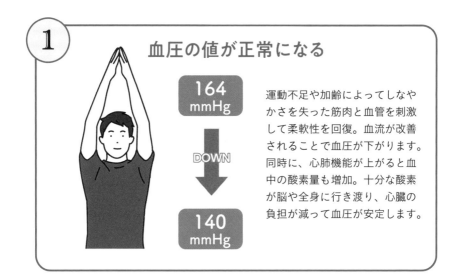

1

血圧の値が正常になる

運動不足や加齢によってしなやかさを失った筋肉と血管を刺激して柔軟性を回復。血流が改善されることで血圧が下がります。同時に、心肺機能が上がると血中の酸素量も増加。十分な酸素が脳や全身に行き渡り、心臓の負担が減って血圧が安定します。

2

疲れにくくなる

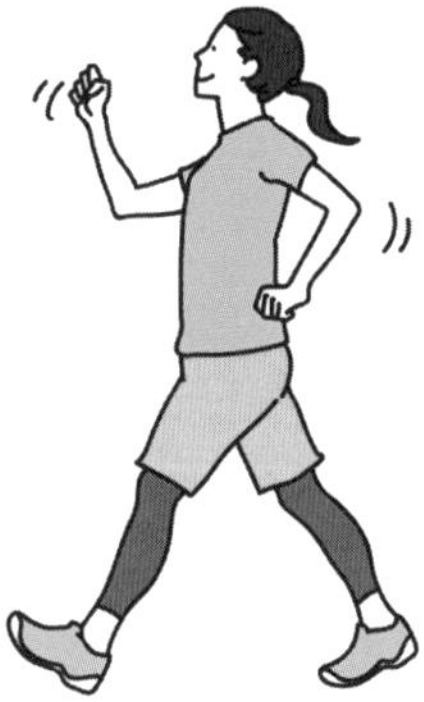

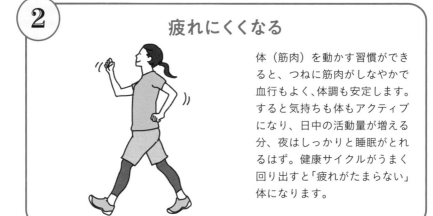

体（筋肉）を動かす習慣ができると、つねに筋肉がしなやかで血行もよく、体調も安定します。すると気持ちも体もアクティブになり、日中の活動量が増える分、夜はしっかりと睡眠がとれるはず。健康サイクルがうまく回り出すと「疲れがたまらない」体になります。

やるだけ得をする！ 降圧

本書で紹介する降圧体操（P.112～参照）の効果は、ただ血圧を下げるだ

3

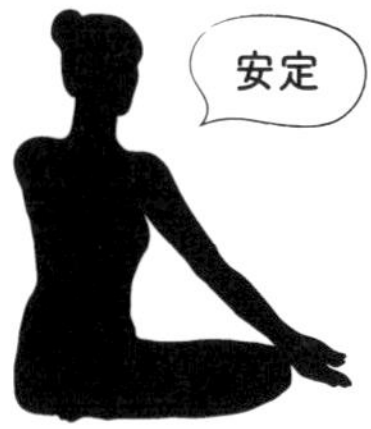
安定

メンタルが安定する

筋肉の伸縮で血行がよくなると、脳の血流も高まって自律神経が安定。心が穏やかになります。また、大きな筋肉を動かすことで、精神を安定させる脳内ホルモン「セロトニン」の分泌が盛んになります。

4

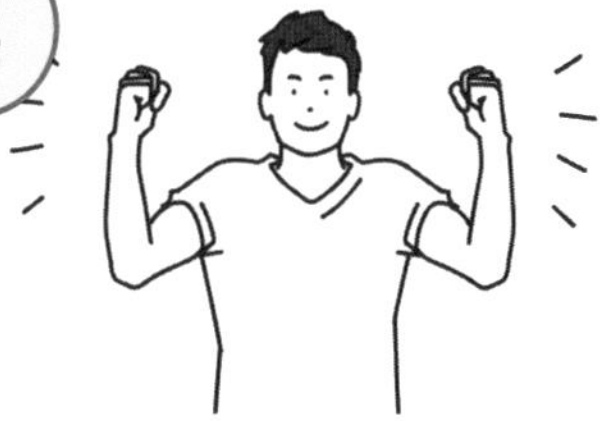

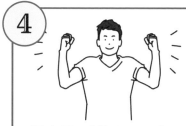

見た目が若々しくなる

運動効果で血行不良が解消されると、肌ツヤや髪の毛のハリも出てきます。さらに、「加藤式降圧ストレッチ」や「バンザイ体操」は姿勢の改善効果が期待でき、見た目も若返ります。

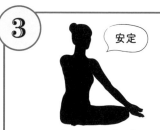

5

生活習慣病などの予防になる

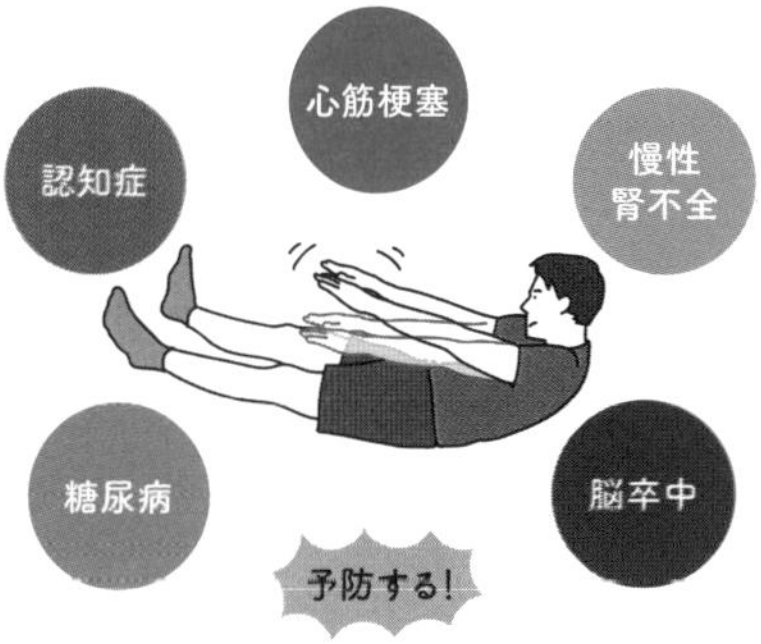
心筋梗塞
認知症
慢性腎不全
糖尿病
脳卒中
予防する！

運動を習慣づけると、骨格筋からマイオカインというホルモンが分泌されます。このホルモンは高血圧や脳卒中、糖尿病などの生活習慣病を予防する近年話題のスーパーホルモン。運動の負荷は軽くてもいいので、太ももなどの大きな筋肉を刺激して分泌を安定させましょう。

血圧が下がる
ボ押し

圧に速攻で効く

本章で紹介する降圧ツボは手の甲にあるので、
いつでもどこでも押すことができるのがメリット。
血圧の上昇が気になったタイミングに
その場で効果を実感できます。

ツボを押せば1分足らずで
血圧を下げられる

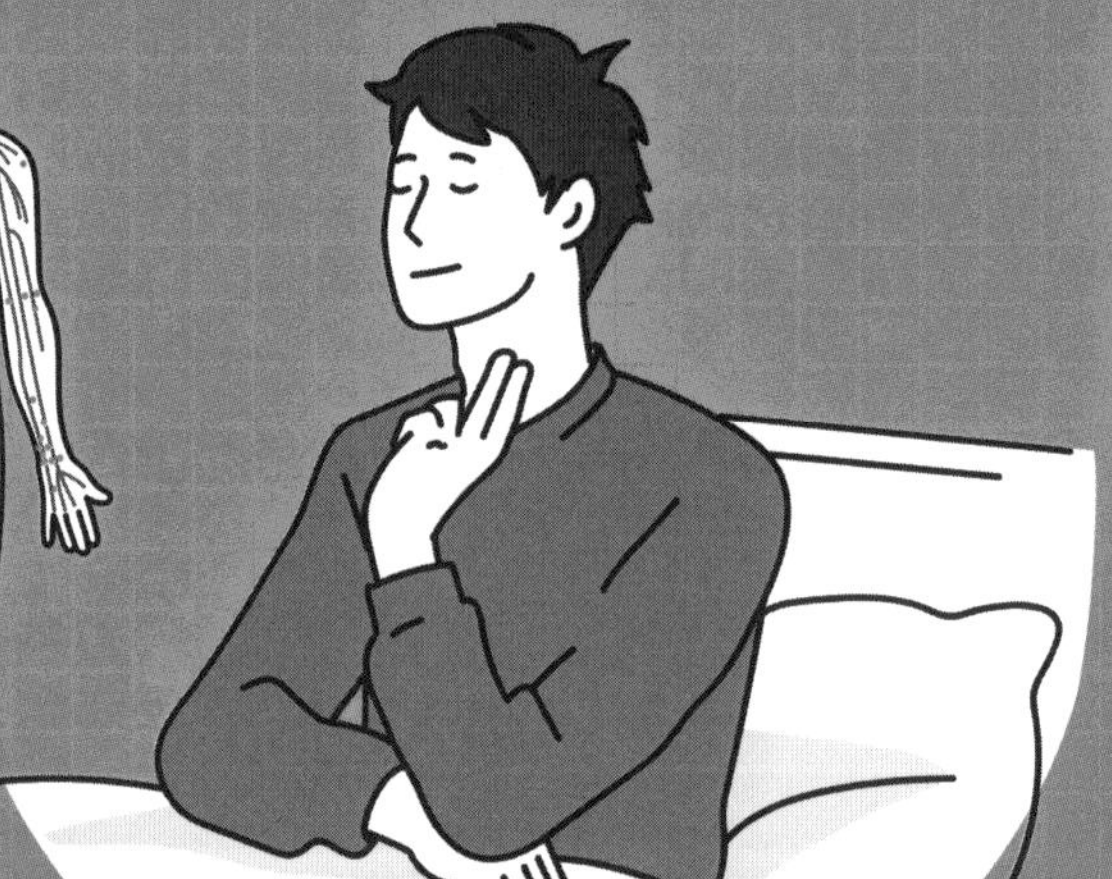

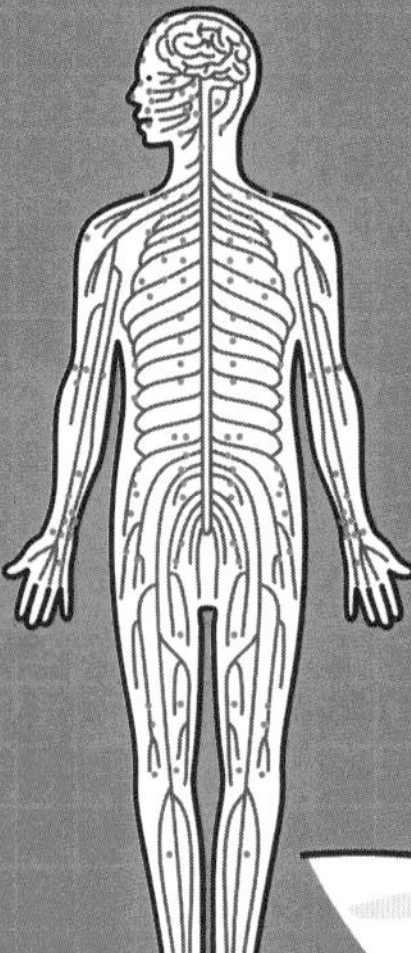

ツボは東洋医学の
神秘ではなくなってきた

PART

3 その場ですごいツボ

跳ね上がった血圧を

CONTENTS

自律神経に素早くアプローチできる！

ツボ押しが高血圧に効く理由

ツボで血圧が下がる仕組み

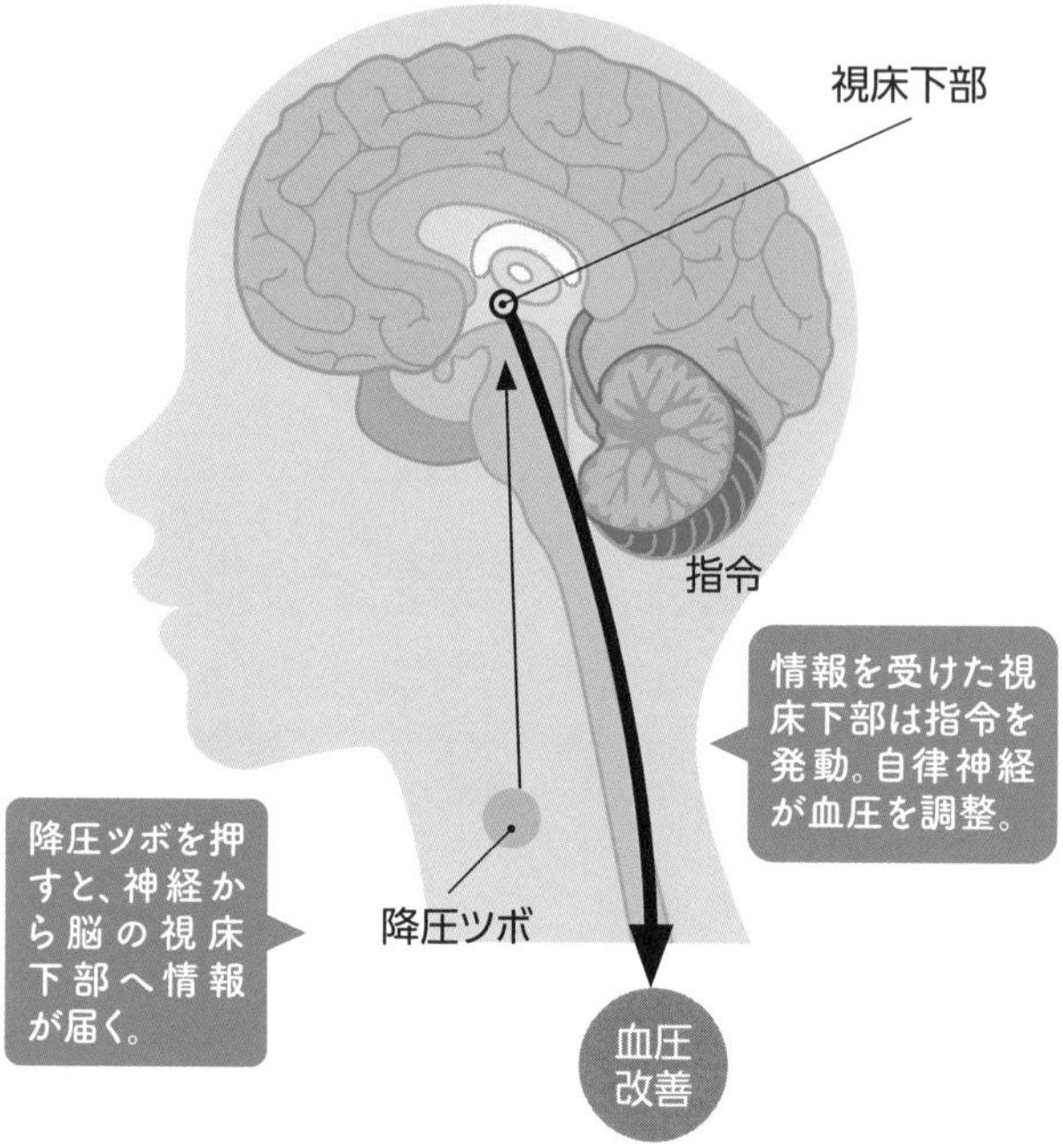
視床下部
指令
情報を受けた視床下部は指令を発動。自律神経が血圧を調整。
降圧ツボを押すと、神経から脳の視床下部へ情報が届く。
降圧ツボ
血圧改善

ツボ押しは体をめぐる気（エネルギー）の流れを調整し、心身の健康を維持する東洋医学の治療法です。気の通り道を経絡《けいらく》といい、経絡の要所にあるのが経穴《けいけつ》、いわゆる「ツボ」になります。**このツボを西洋医学の視点から見ると「神経が集中している場所」ととらえることができます。**

　私たちの体は神経というネットワークを全身に張りめぐらすことで、わずかな変調も脳に伝える仕組みを備えています。異変を察知した脳が素早く対処することで、症状が現われる前にトラブルや病気を防ぐことができるわけです。この優れた情報網が

ツボは神経が集中する交差点

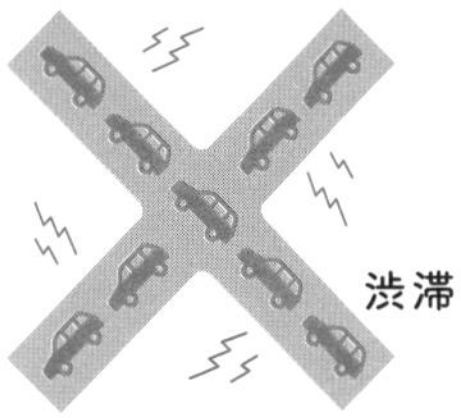

神経が集中している箇所は
交通渋滞も起こりやすい

ツボを押す

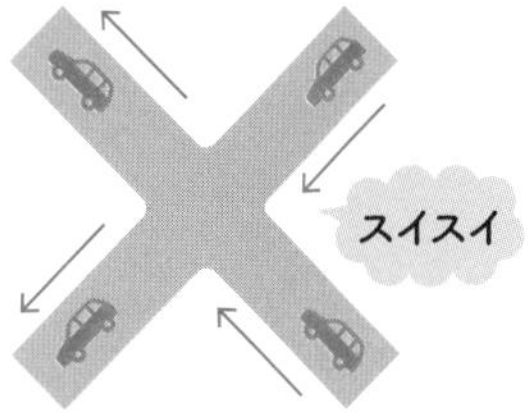

体の異変を
脳に素早く伝えられる

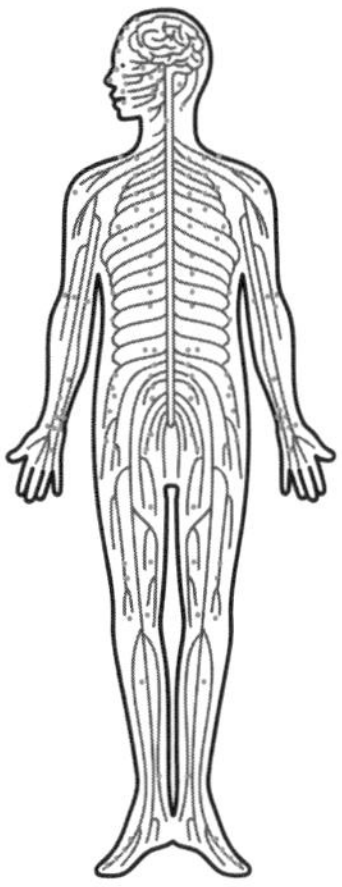

神経が集中するツボは、いわば混雑しがちな交差点。渋滞すれば脳と体を結ぶホットラインに支障が生じます。これを一発で解消するのがツボ押しです。その刺激が神経の通りを改善し、ストレスなく情報が脳へと伝わります。

停滞しやすい場所がツボです。**交通量の多い交差点と同様に、神経が交錯するツボでも渋滞が起きがち。これを交通整理して、脳への神経回路の通りをスムーズにするのが「ツボ押し」なのです。**

　降圧のツボを押した刺激は、脳の司令塔視床下部へ届きます。**血圧や体温を調整する自律神経はこの視床下部によってコントロールされているため、すぐさま「自然なあるべき状態」に血圧が整えられていく仕組みです。**

　こうして自律神経に直接アプローチできるのはツボ押しならではのメリット。しかも薬のように強制的ではなく、そのときの体にとってベストな血圧値まで下げてくれます。不自然な下げすぎも、副作用もありません。体にやさしい、有効で優れた降圧方法なのです。

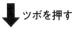

押しのメリット

誰でもいつでもどこでもできる

ツボ押しの大きなメリットのひとつは、時や場所を選ばずにできることです。生活スタイルに合わせて実践でき、自宅はもちろん、オフィスや通勤途中でも行えます。やり方も「押すだけ」といたってシンプル。年齢や性別を問わない簡単で安心なセルフケアです。

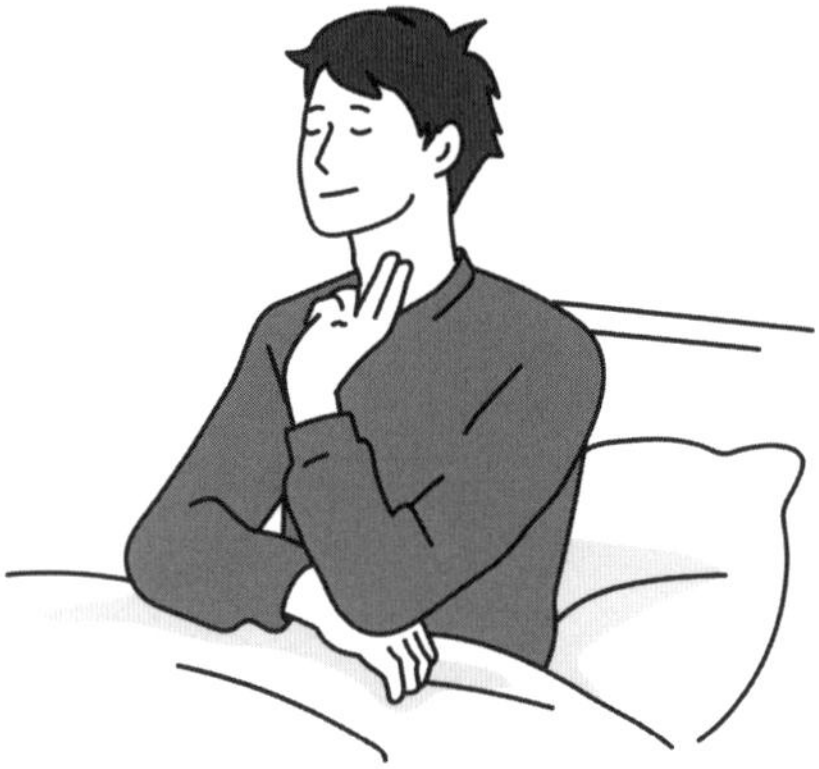

ツボを押す力を自分で加減できる

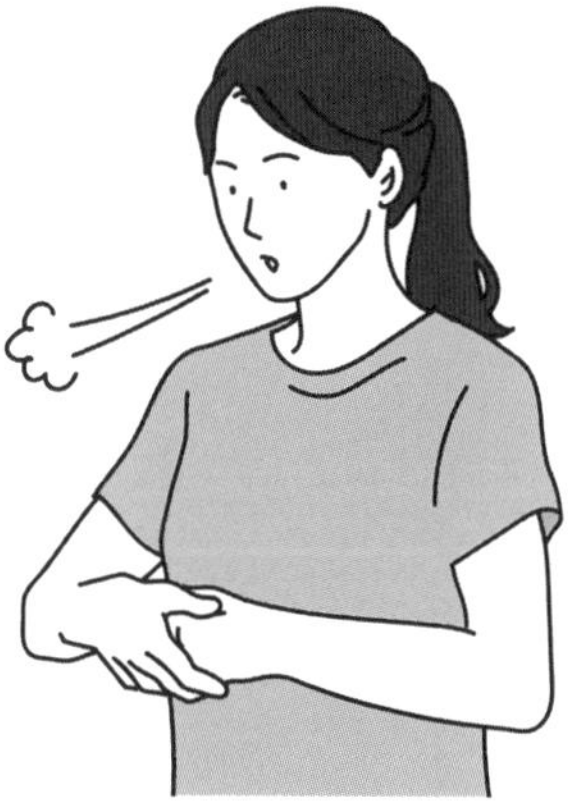

ツボを押す強さを加減できるのも、セルフケアならではの利点。いろいろ試して「これ以上は我慢できない」という寸前の、「イタ気持ちいい！」と感じる力加減を見つけてください。「痛い！」と声を上げるような強さはＮＧ。かえって体の毒になるのでご注意を。

降圧だけじゃない！ツボ

病院や薬に頼りたくないときに

「病院に行くほどではないが不調気味」という状態を「未病」と言います。ツボ押しはそんな症状に最適な治療法。効果を確認しながらマイペースで行えます。薬のように副作用の心配もありません。

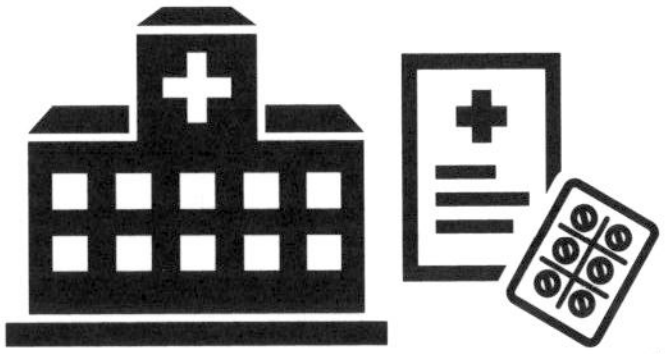

日々の体調チェックに役立つ

同じツボを押しても、日によって痛みを感じたり、心地よい感覚だったりします。これはその日の体調をツボが教えてくれているため。習慣にすることで日々の健康のバロメーターにもなります。

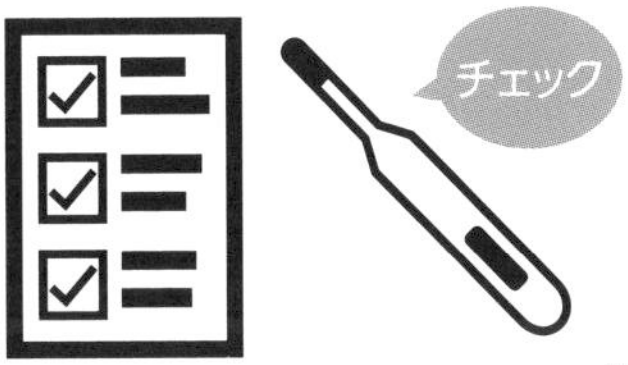

ひとつのツボでいくつもの不調が改善する

「合谷」の効能

血圧を下げる
頭痛の緩和
鼻水の緩和
肩こりの緩和
ストレスの軽減
眼精疲労の解消
など

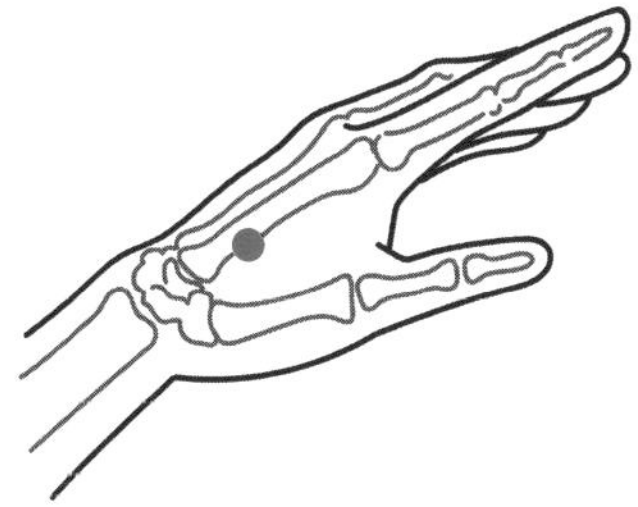

ツボのなかには複数の効能をもつ「万能ツボ」と呼ばれるものがあります。次の項目で紹介する「合谷」はその代表格。頭痛や歯痛などの急な痛み、肩こりや便秘、肌トラブルにとどまらず、ストレス軽減といった精神的な不調にも効能を発揮します。

「合谷」を押す

すぐに血圧を下げたいときに最適なツボ押し。
合谷は手の甲側にあるので、いつでも場所を選ばずに押せます。

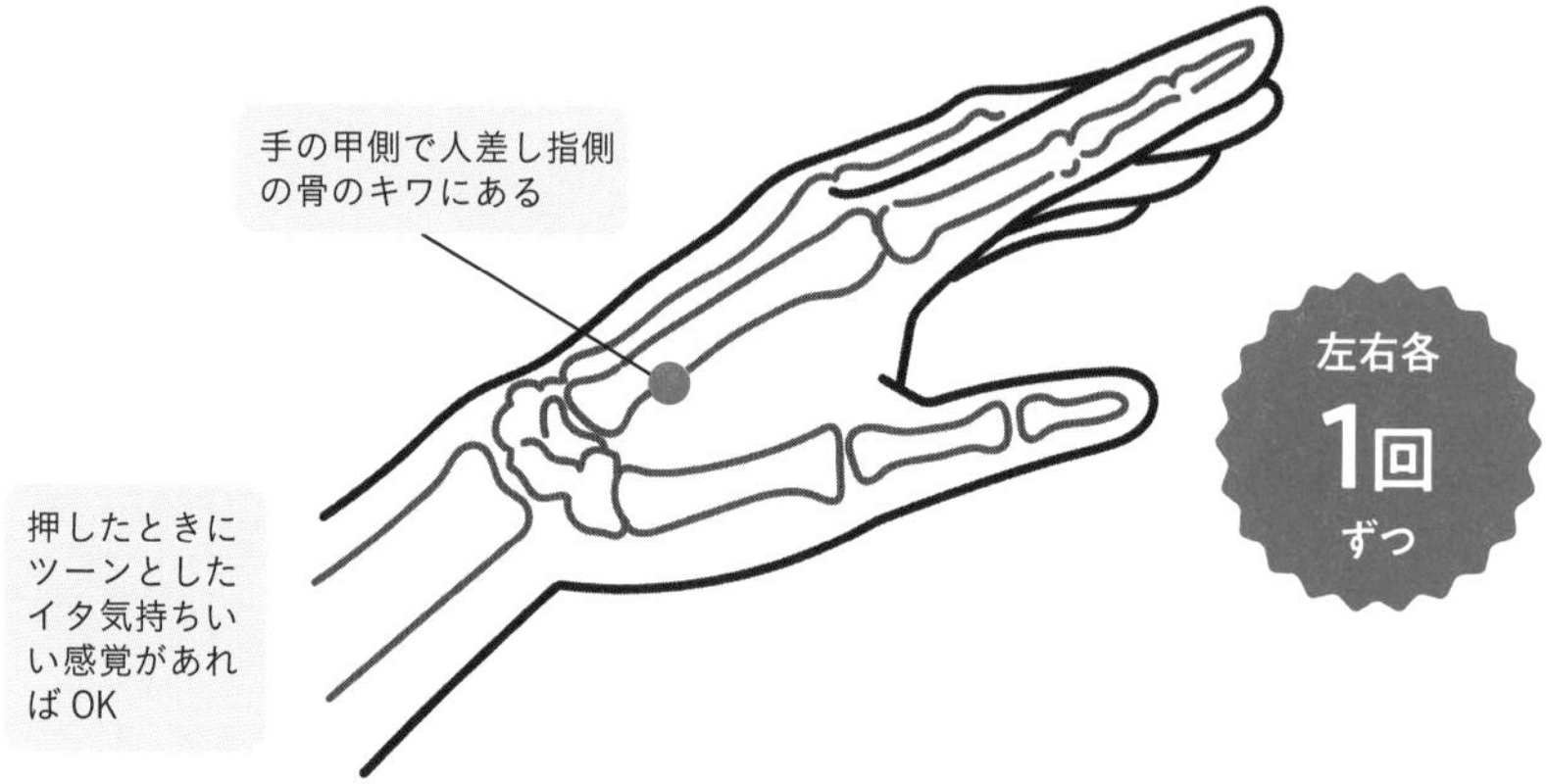
手の甲側で人差し指側の骨のキワにある
押したときにツーンとしたイタ気持ちいい感覚があればOK
左右各
1回
ずつ

万能ツボ「合《ごう》谷《こく》」

ストレスや頭痛などにも効く、万能のツボ。
刺激することで自律神経を整え、血圧も安定させます。

高血圧以外にもこんな症状や悩みに！

急な痛み	頭痛、歯痛、胃痛、のどの痛み など
慢性的な症状	便秘、肩こり、耳鳴り など
お肌の悩み	ニキビ、吹き出物、アトピー など
メンタル	ストレス軽減、無気力の改善、集中力を高める など

高血圧に効くツボ

ツボの押し方

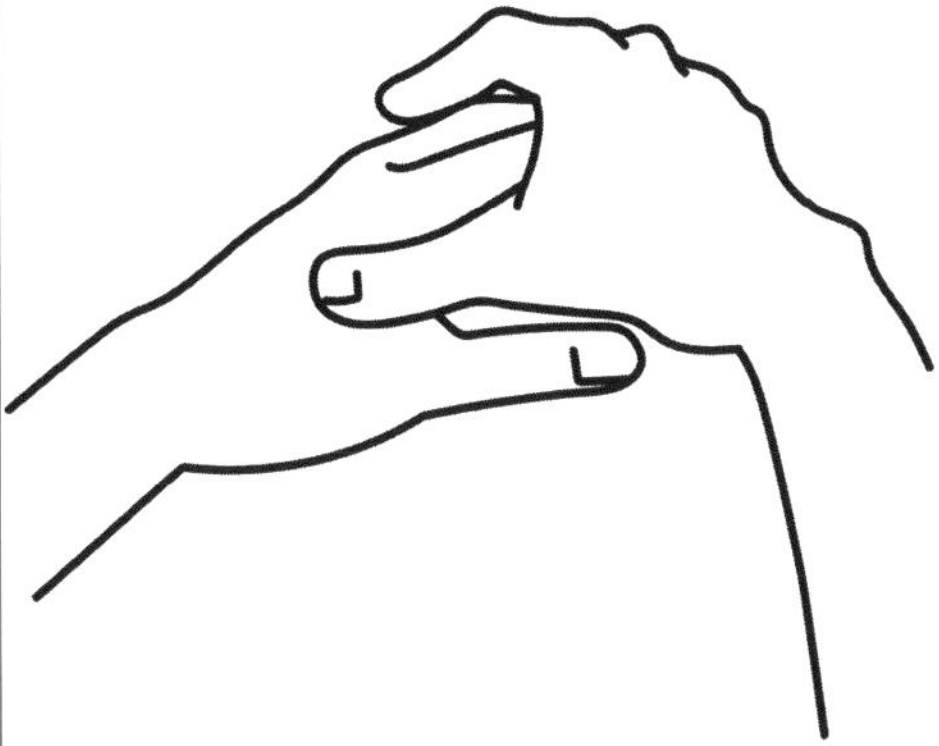

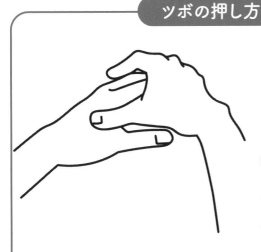

1

骨をたどって ツボを探す

親指と人差し指の骨が接する付け根を探し、そこから人差し指側の骨のキワで少しくぼんだ部分がツボの位置。

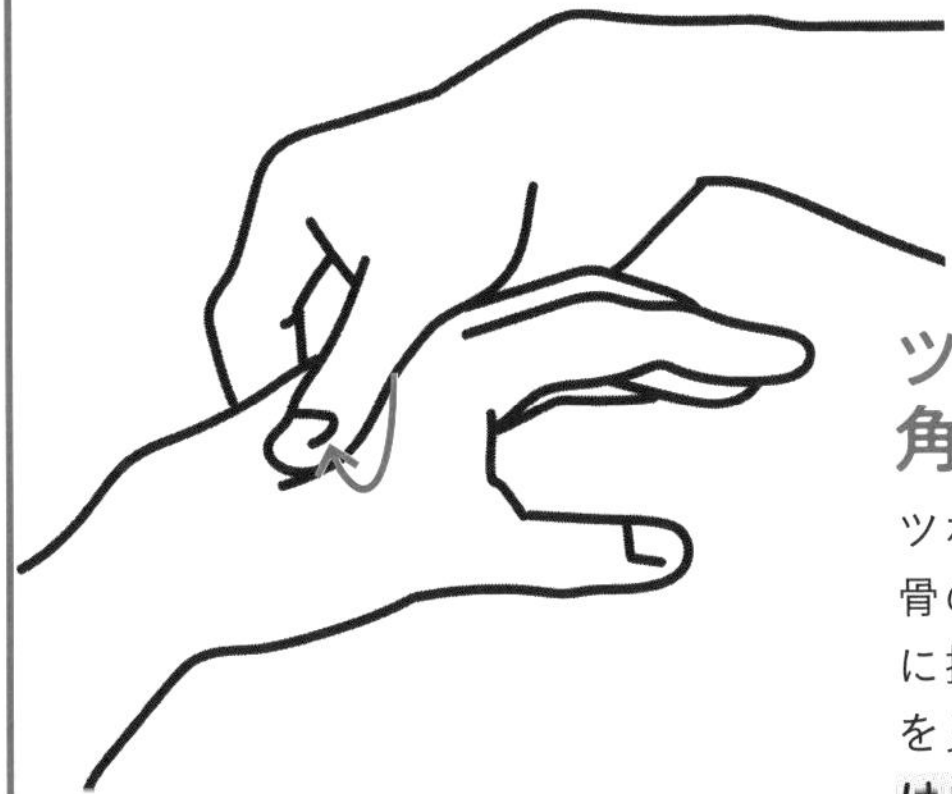

2

ツーンとする 角度を見つけて押す

ツボに親指を当て、人差し指の骨の内側に指をもぐらせるように押しながらツーンとくる場所を見つける。**押すときに5秒かけて息を吐き、5秒かけて息を吸いながら力を抜いていく。**左右同様に行う。

効果の出るツボ押しのコツ

ツボの探し方　骨のキワや内側、押すと「ツーン」とした感覚が走れば正解！

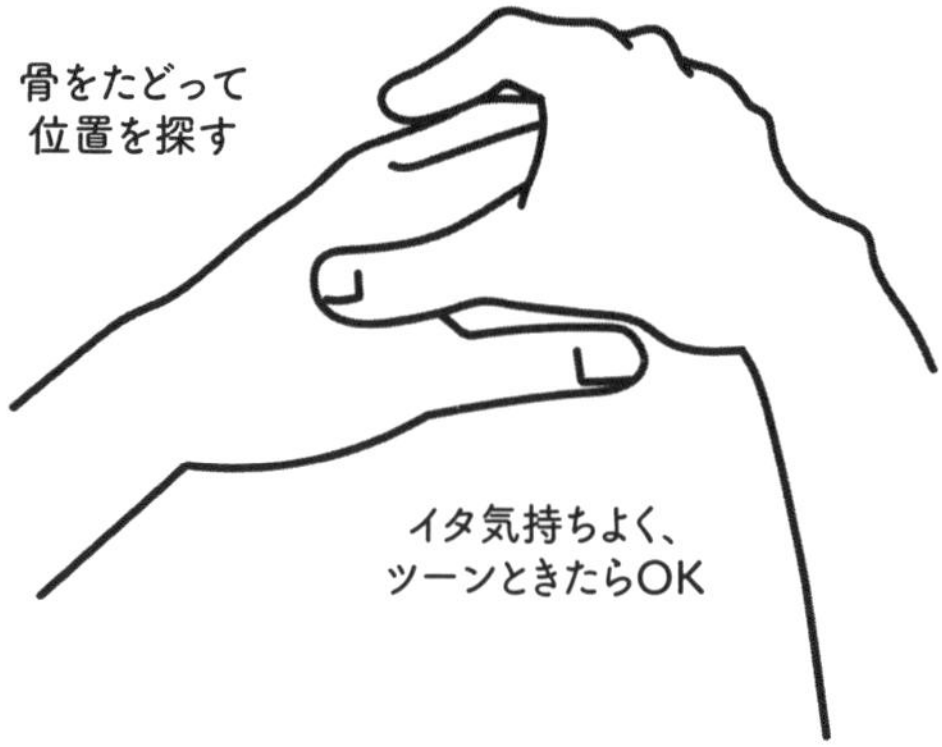
骨をたどって
位置を探す
イタ気持ちよく、
ツーンときたらOK

ツボの多くは骨の内側やキワにあります。探すときは目安となる場所まで、骨をたどると見つけやすいでしょう。正しい位置を押してツボに刺激が伝わると、「イタ気持ちよさ」と「ツーン」とした感覚があります。

指の横幅を基準にしてツボの位置を探す

指幅2本分
人差し指と中指を並べた横幅が目安

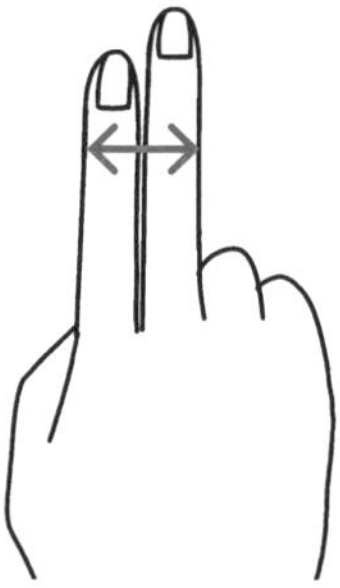

指幅1本分
親指の第一関節の幅が目安

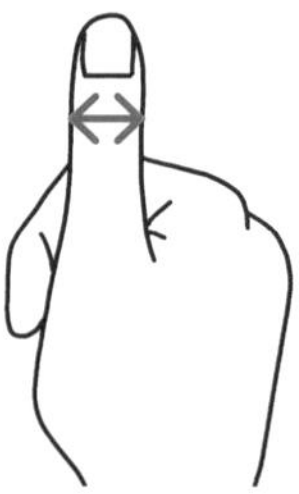

目安となる骨がないケースでは、「○○から指幅２本分」といった表記をもとにツボを探します。その際の基準は第１関節の位置の指の横幅。指幅３本分は人差し指と中指、薬指の横幅に、指幅４本分は親指以外の指の横幅です。

正しく押せていない人が多数

ツボの押し方　10秒かけて「徐々に力を入れて、徐々に力を抜く」

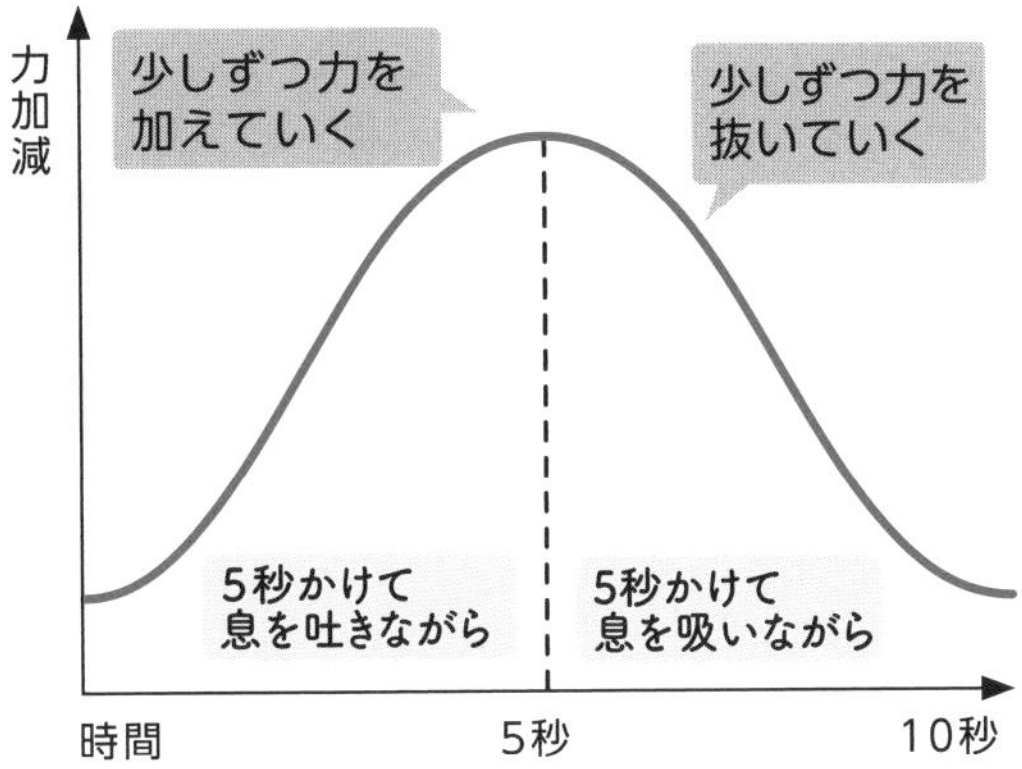

一気に押して離すはNG。筋肉が硬直してツボに届きません。ゆっくりと押すと、筋肉が緩んだ状態で指がツボに入りやすくなります。また、ゆっくりと押しながら息を吐くことで副交感神経が働き、降圧効果が高まります。

ツボ押しの効果を最大限引き出すには「正しい位置を正しい角度で押す」ことがポイントです。ツボは神経の集中する場所にありますが、神経はとても脆《もろ》いため、多くはガードされるように骨の内側を通っています。ですからツボを探すときは、骨をたどっていくと見つけやすくなります。

次に押す角度も大切です。ただ上から押すのではなく、ツボの位置の骨の内側に指先を押し込むようにしましょう。**押した瞬間、「ツーン」という感覚が走ればビンゴ。**正確にツボを押せた証拠です。

ツボは神経刺激なので、**強く押せば効くというものではありません。あくまでも「イタ気持ちいい」程度の力加減で効果はあります。**押すときは5秒かけて息を吐きながら少しずつ力を加え、指を離すときも息を吸いながら5秒かけて徐々に力を抜きます。

ツボについてさらに深掘り

医療現場でもツボを積極的に活用

古代に起源をもつといわれるツボ押しは、長い年月をかけ伝承されてきた神秘的なモノと思われがち。民間療法のひとつと勘違いしている方もいますが、**東洋医学の概念をベースとした治療法のひとつ**です。その**理論や実践を西洋医学の視点から見ても、とても科学的**であることがわかります。

実際に**医療現場でもツボ押しの有効性を認め、積極的に活用する動きが見られます。**具体的な事例を紹介しましょう。ある病院で不眠に悩む患者さんに就寝前のツボ刺激（神門《しんもん》と百会《ひゃくえ》。冷えのある人にはさらに足三里《あしさんり》と曲池《きょくち》）を行ったところ、睡眠時間が平均で89分も延びたうえに、熟睡感も向上したという報告があります。

また、肩こりのある女性たちに、ツボとストレッチを組み合わせたプログラムを試みてもらいました。すると、すべての人で肩こりが軽減し、ストレスによって増えるコルチゾールというホルモンの濃度も減った、という研究結果も発表されています。

近年では世界的にもツボ押しの医療効果が認められてきています。**世界保健機関（ＷＨＯ）は神経痛や眼精疲労といった、47種類の疾患に対するツボ刺激の効果を認め、**登録されたツボの数は３６１か所にのぼります。いまやワールドワイドな地位を確立しつつあるツボ押し。左のページではその作用をより高めるコツも紹介しています。優れた有効性をみなさんもぜひ体感、実感してみてください。

医療現場でもツボ刺激の活用や研究が進行

肩こり・ストレスの軽減

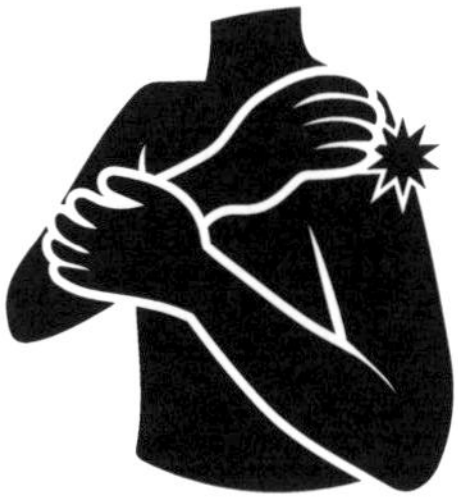

「関西鍼灸大学紀要2,30-36,2005」より

不眠の人の睡眠時間の延長

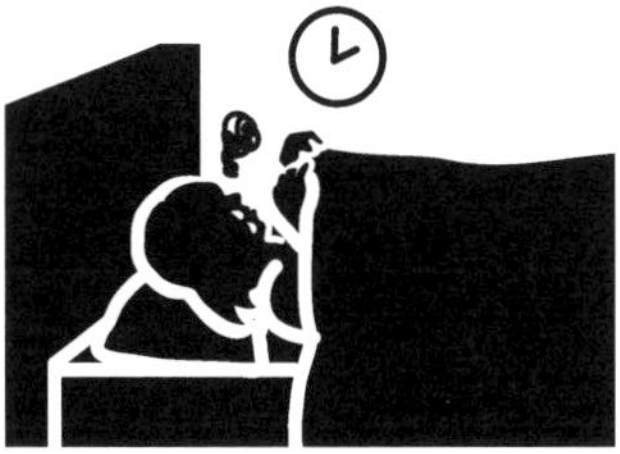

「日本東洋醫學雑誌56（別冊）,218,2005」より

入院患者の不眠対策にツボ刺激を取り入れたところ、睡眠時間が平均89分も延びた、ツボとストレッチの実践で肩こりやストレスの軽減効果が見られたなど、医療の世界においてツボ押しが治療として採用され、高い効果を発揮していることが報告されています。

さらに…

WHOにもツボの有効性が認められ
361か所のツボが国際標準化された

プチコラム

さらにツボの効果を高める方法

1 ▶ ツボ刺激グッズを活用

市販されているツボ刺激用のグッズを活用すると、指とはまた違った刺激が得られます。

2 ▶ お風呂で行う

副交感神経が優位になる入浴中はツボ押しに絶好の時間。湯温40度くらいが適温です。

3 ▶ アロマと併用する

心と体をリラックスさせ自然治癒能力も高めるアロマ。ツボとのコラボは高い相乗効果を生みます。

4 ▶ ツボ押し後に白湯

ツボ押し後は老廃物を排出させやすくするために、水分補給が大切。冷水よりも白湯がベストです。

整えれば
トロールできる

ためない体をつくる

普段は正常値でも精神的なストレスが理由で
血圧が跳ね上がるメンタル高血圧。
呼吸法やアロマで自律神経を整えて
ストレスをためない心と体をつくりましょう。

加藤式呼吸法で副交感神経を優位にする

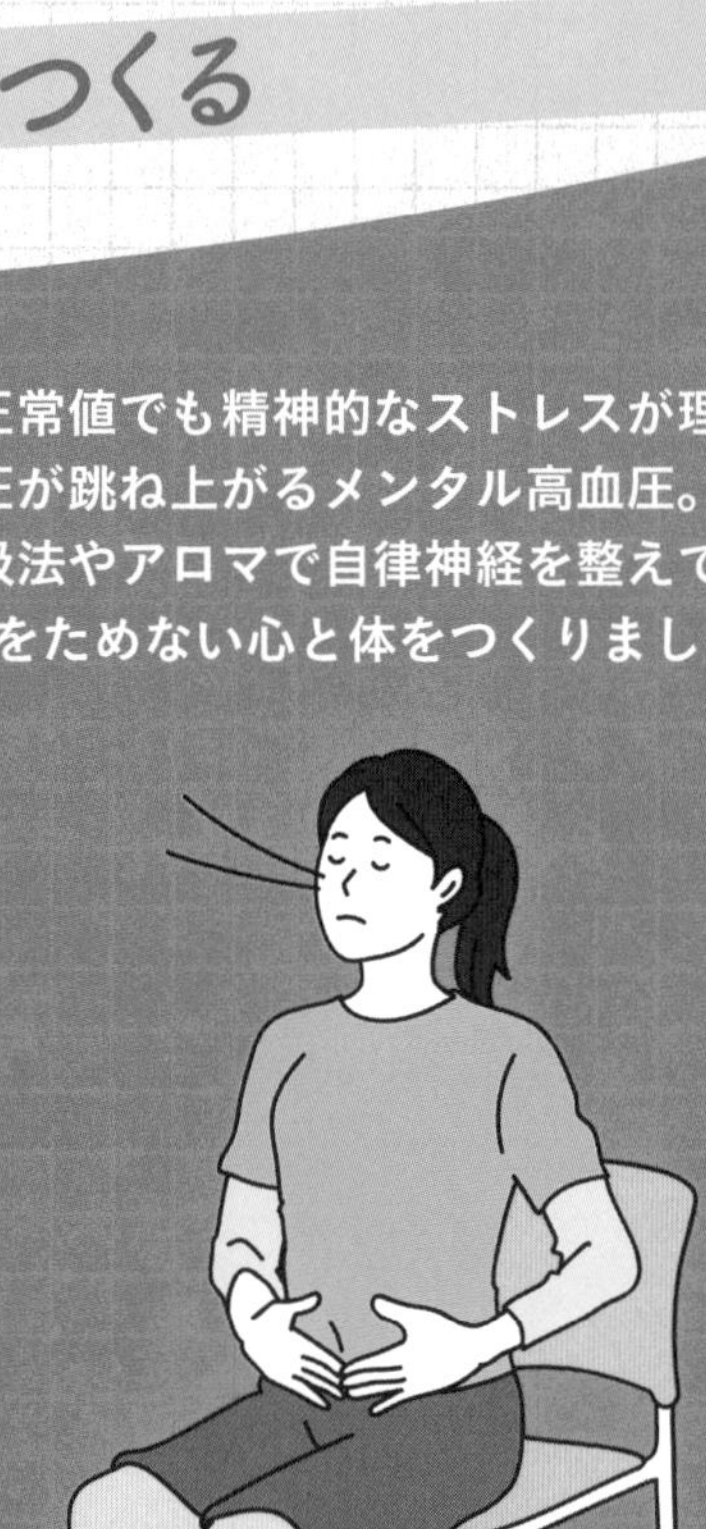

アロマは脳に直接作用する特効薬

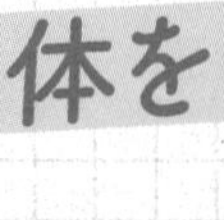

PART

4 メンタルを血圧をコン

長期的なストレスを

CONTENTS

心身の状態で血圧の値は大きく変わる

自律神経が整うと血圧が下がる

自律神経とは

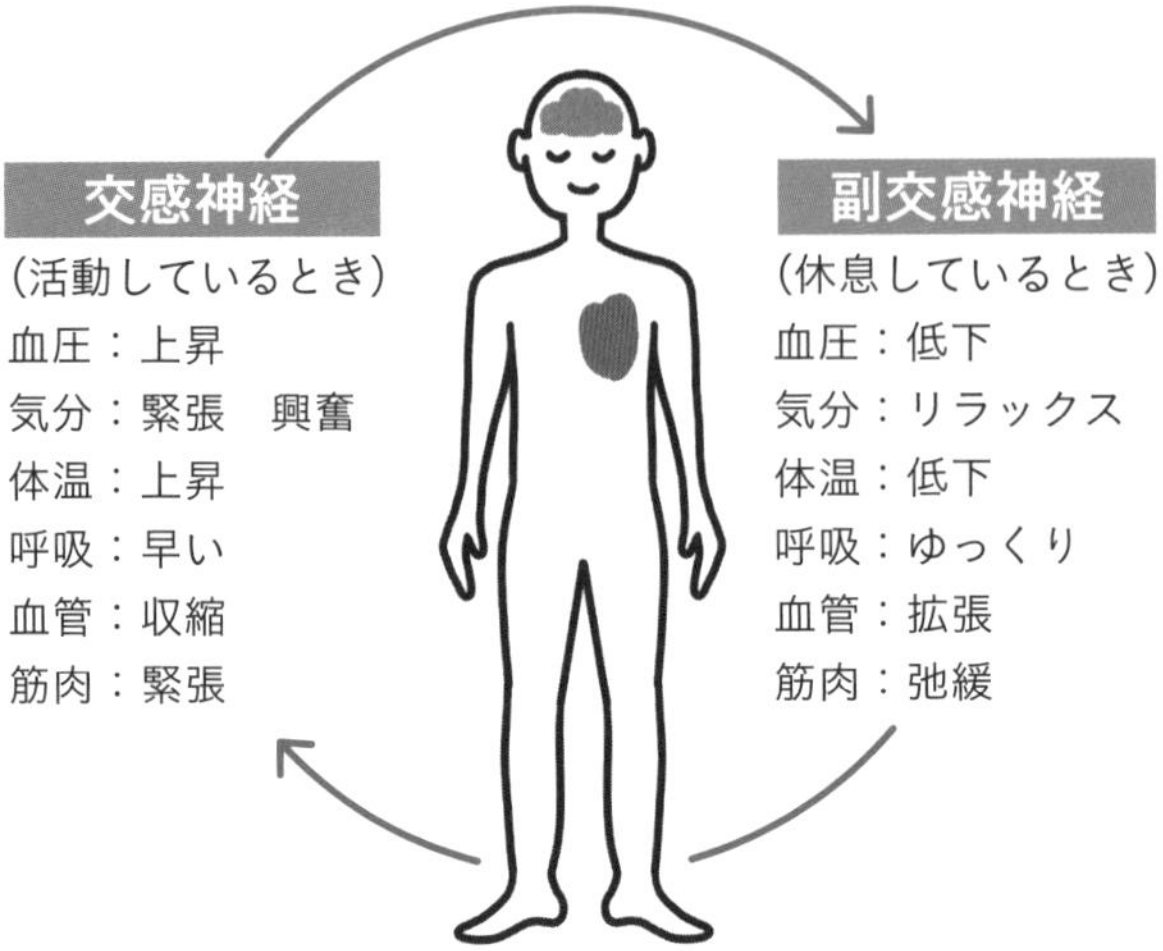

自律神経とは、呼吸や心拍数など私たちの体内の器官をコントロールする神経です。活動するときに優位になる交感神経と、リラックスするときに優位になる副交感神経が交互に働くことで、体の機能をスムーズに調整しています。

1章でメンタル高血圧について紹介しましたが、精神状態だけでも血圧値は大きく変動します。それは**緊張やストレスなどメンタルが不安定になることで、自律神経のバランスが崩れるためです。**

自律神経は心拍数や体温、呼吸や代謝など、私たちが生きるうえで重要な機能をコントロールしています。アクティブなときは交感神経が、リラックス時には副交感神経が優位となり、それぞれが交互に働くことで体調を正常に保っているのです。

ところが、日常生活の忙しさや仕事の重圧などでストレスを感じたり、興奮状態が

自律神経が乱れると血圧も上がる

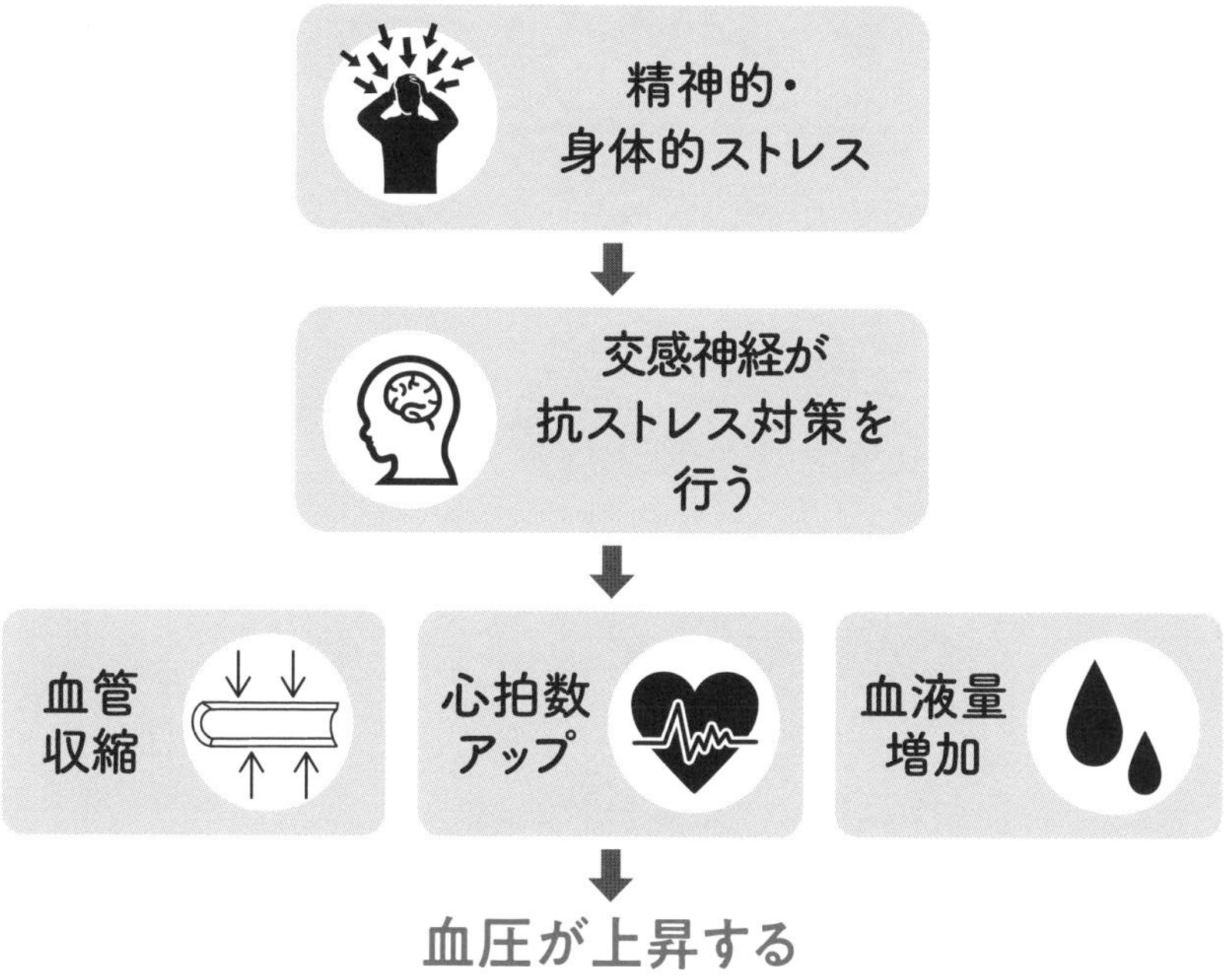

続いたりすると、交感神経のスイッチが入りっぱなしになり、自律神経のバランスが乱れて心身の不調を招くことに。高血圧もそのひとつで、交感神経が活発になると**心拍数を上げるアドレナリンや、血管を収縮させるノルアドレナリンといったホルモンの分泌を高めるため、血圧の上がりやすい条件が揃ってしまうのです。**ストレス社会で高血圧に悩む人が多いのは、こうしたことが一因になっていることは確かです。

しかし、メンタルに起因する高血圧は、自律神経を整えればすぐに改善できます。前章の「ツボ押し」もそのひとつですが、ほかにも本章で紹介する呼吸法やアロマ、入浴術なども有効な手段です。**自分なりに「心を整える方法」をもっていれば、心が乱れたときの処方箋となり、即効の高血圧対策にもなります。**

でメンタルを整える

場所として知られている「丹田《たんでん》」こそがツボ名「関元」。特にメンタルからくる高血圧の人に有効。

1日
1回

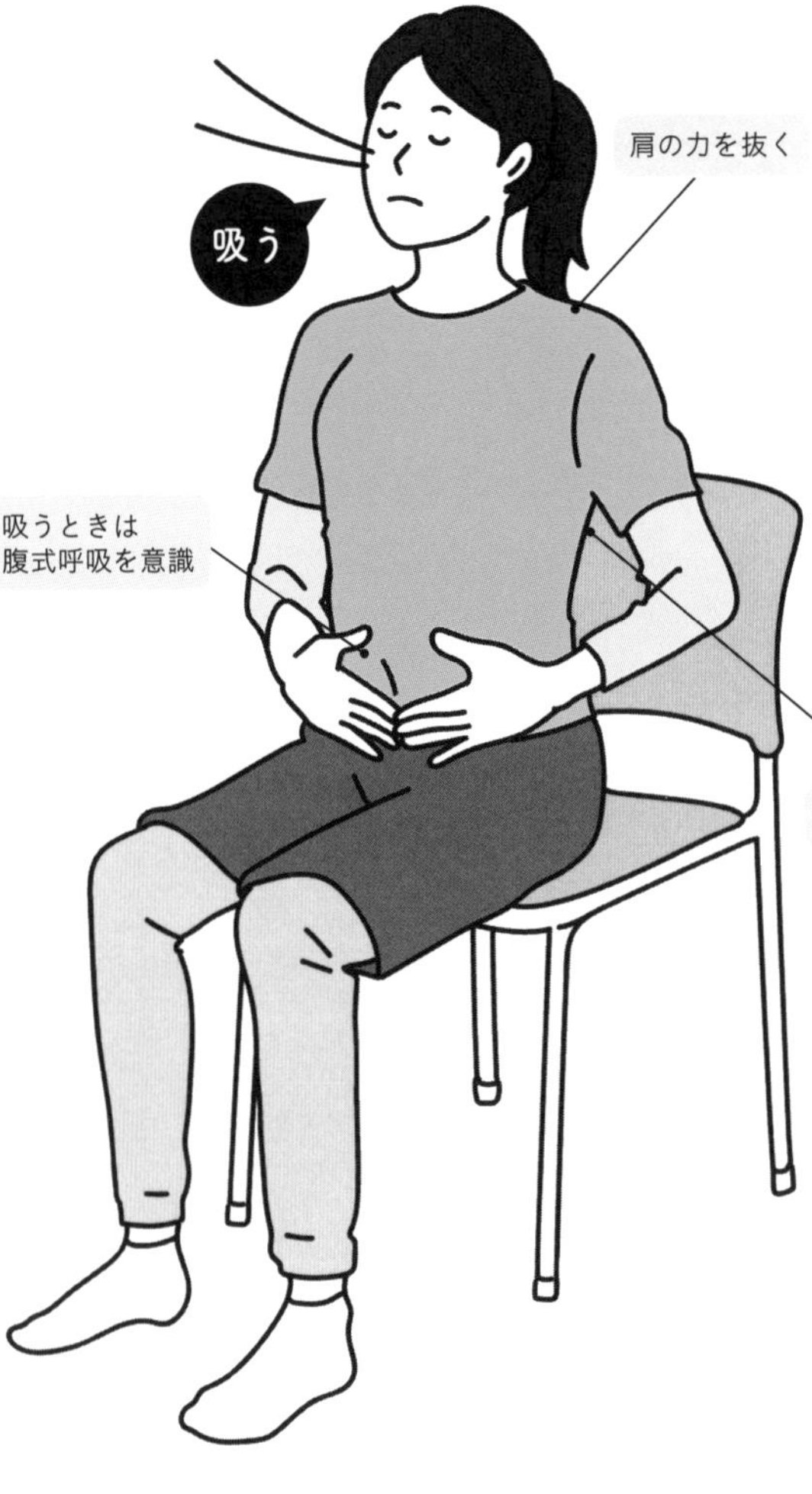

関元《かんげん》の位置

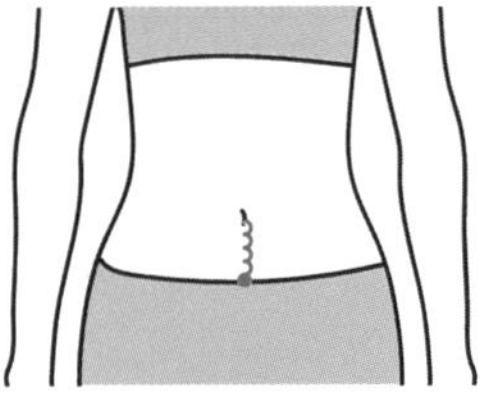

へその中心から指
4本分下がったところ

1

イスに座り、両手を重ねた中指が「関元」のツボに当たるようにおく。おなかをふくらませながら鼻から息を10秒かけて吸う。

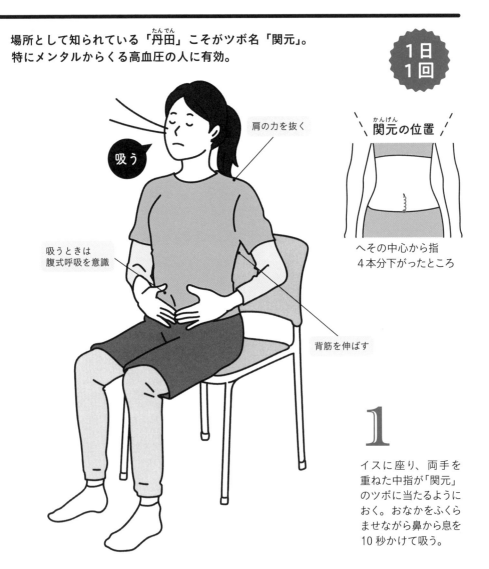

加藤式呼吸法

武道で「へその下に力を入れるように」と言われるように、パワーが集まるその関元と深呼吸を組みわせた降圧呼吸法です。

POINT
吸うよりも吐くことに意識を集中させることが大切です。

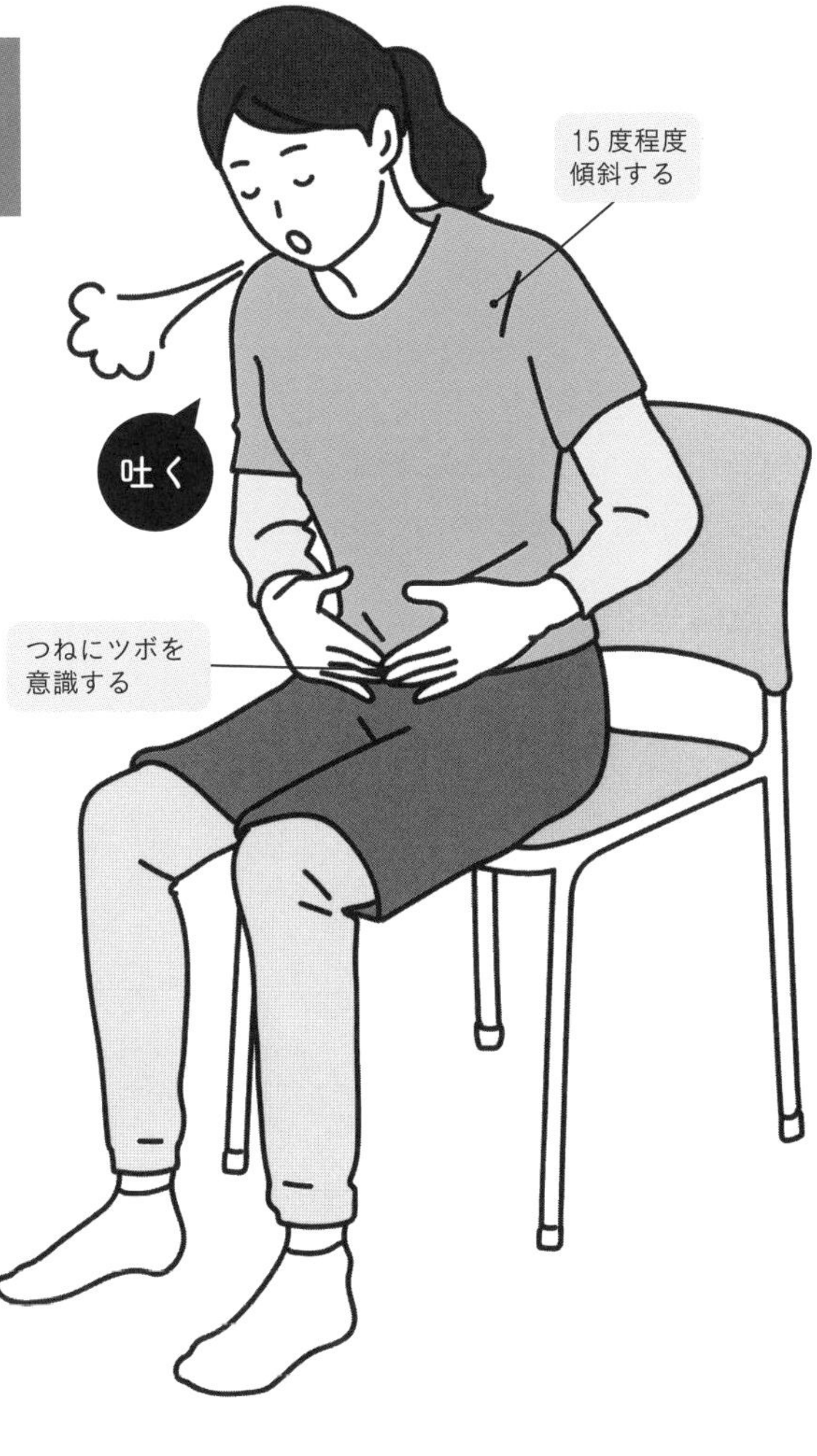

2

体を前に倒しながらツボを押し、おなかをへこませながら20秒かけて口から息を吐く。

メンタル高血圧に効果を発揮

脳に働きかけるアロマで血圧が下がる

アロマが血圧を下げる仕組み

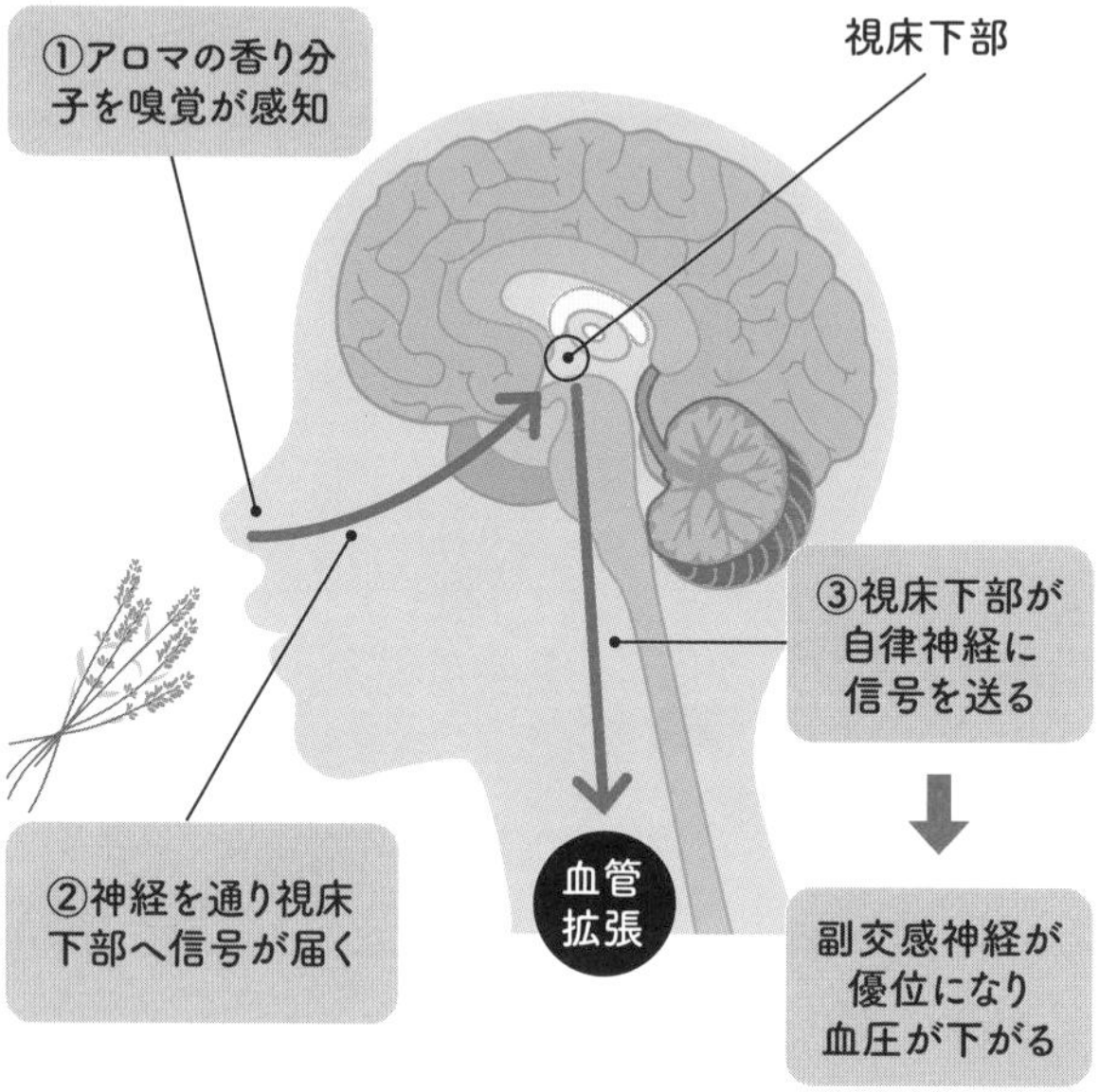
①アロマの香り分子を嗅覚が感知
視床下部
③視床下部が自律神経に信号を送る
②神経を通り視床下部へ信号が届く
血管拡張
副交感神経が優位になり血圧が下がる

精神的な要因による高血圧には、アロマセラピーも降圧効果を発揮します。アロマセラピーは植物から抽出したアロマオイル（香り成分の精油）を利用して、心身の不調を和らげる自然療法。嗅覚を介して脳に直接アプローチできるばかりか、感情にも作用する「心に効く薬」です。

精油の香りが嗅覚を通して大脳へ入ると、自律神経の中枢である視床下部へ信号が伝わります。すかさず自律神経に「交感神経優位から副交感神経優位へ」という指令が出され、興奮状態からリラックスモードに切り替わることで血圧が下がる仕組みです。

血圧に働きかけるおすすめのアロマオイル

サイプレス	ラベンダー
主成分：α-ピネン 効果：リラックス効果。血管拡張作用による血圧降下。 作用：副交感神経を刺激してリラックスさせ、血管を拡張させて血圧を落ち着かせる。	主成分：酢酸リナリル 効果：自律神経の安定。鎮静効果。脳疲労をとる。 作用：脳内ホルモン「セロトニン」の分秘を促進することで血圧を安定させる。
イランイラン	**ベルガモット**
主成分：パラクレゾールメチルエーテル 効果：精神安定作用。鎮静作用。 作用：神経の興奮を抑え、血管を広げるため、動脈性の高血圧にも効果あり。	主成分：リモネン・酢酸リナリル 効果：ストレスを和らげる。自律神経の安定。 作用：腎臓機能に働きかけ、血圧を正常にコントロールする。
プチグレン	**マンダリン**
主成分：リナロール・酢酸リナリル 効果：精神安定作用。リフレッシュ効果。 作用：交感神経を抑制する。セロトニンを分泌させ血圧を安定させる。	主成分：リモネン 効果：自律神経調整作用。緊張緩和作用。 作用：交感神経を鎮静させるため、血圧を穏やかに下げる。

※医師による治療を受けている人や妊婦、子ども、肌の弱い人などは専門家に相談のうえ、使用してください。

刺激がストレートに脳へ届くため、ツボ押しと同様に即効性があります。

アロマオイルの使い方は、就寝時ならハンカチやティッシュなどに3滴ほど精油を垂らし、枕元に置いてください。香りの強弱は置く位置（距離）で調節できます。また、浴槽に入れてアロマバスにすることも。ガラス製のボウルに粗塩30gと精油3滴を入れてかき混ぜます。ほどよく混ざった時点で浴槽に入れて攪拌《かくはん》してください。

通常、高血圧対策の精油は自律神経にアプローチするものや、神経の興奮を抑えるタイプが選ばれますが、香りの好みは千差万別。**自分にとって落ち着ける、くつろげる香りをいくつか見つけ、そのときの気分で使い分けてください。**上の表にリラックス効果のあるアロマオイルを挙げておきますので参考にしてください。

効果的な入浴法を解説

お風呂で自律神経をコントロール

前の項目では高血圧対策としてアロマバスの有効性にも触れましたが、入浴そのものも血圧によい影響をもたらします。**お湯に浸かると温熱効果で血行がよくなり、適温であれば副交感神経が心身をリラックスモードにしてくれます。**また、体に適度な水圧がかかることでNOの分泌も促されるため、血圧にやさしい条件が整うのです。

「適温であれば」としたのは、**湯温40度が分かれ目となって、自律神経がプラスにもマイナスにも作用する**ためです。40度以上のお湯では交感神経が活発になって興奮状態となり、心拍数が上がることで血圧も上昇してしまいます。一方、40度以下のお湯であれば、副交感神経がくつろいだ状態に導いてくれるため、血圧が下がるのです。

私もこの入浴術を利用して自律神経をコントロールすることがあります。気合いを入れたい日は熱めの朝風呂に入り、もうひと頑張りしたい夜間の執筆時には熱いシャワーを浴び、いずれも交感神経をオンに。「今日は疲れたな」と感じたら、少しぬるめのお湯に浸かって副交感神経のスイッチを入れます。

自律神経に作用するものではありませんが、**NOの分泌を盛んにするなら温冷交代浴もおすすめです。**温かいお湯と冷たい水に交互に浸かることで、血管の拡張と収縮が繰り返されて血流がよくなり、NOの分泌が促進されます。スーパー銭湯やスポーツジムなどのサウナを利用して実践してみてください。

自律神経をコントロールする入浴法

おすすめの温度

熱め

交感神経を優位
→血圧上昇
頑張りたいときに

40℃ 以上
以下

ぬるめ

副交感神経を優位
→血圧降下
リラックスしたいときに

湯温が40度以上では交感神経優位で「アクティブモード」に。40度以下では副交感神経優位によって「リラックスモード」に。血圧の安定には少しぬるめのお湯がおすすめです。

NOを分泌するなら温冷交代浴

サウナ5分

冷たいシャワー1分

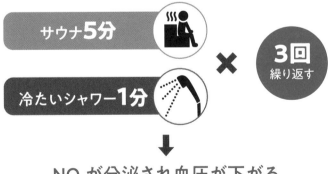

× 3回 繰り返す

↓

NOが分泌され血圧が下がる

温冷交代浴の実践方法はサウナに5分間入り、出たらすぐに冷たいシャワーを1分程度浴びます。これを最低3回繰り返してください。血管の拡張と収縮が繰り返され、それをきっかけに血流がよくなり、NOの分泌が促進されます。

長期的なストレスは危険！

ストレスと血圧はつながっている

ストレスが血圧を上げる理由

ストレスにより体が戦うモードに

↓

全身や筋肉にエネルギーを運ぶため心臓が激しく動く

↓

血圧が上昇する

ストレス発散のレパートリーをもとう

ストレス発散リスト

- 友人と話をする
- カラオケに行く
- スポーツ観戦する
- ショッピングに行く
- ゲームをする

自分に合ったストレス発散法を知っている人は、ネガティブな感情をいつまでも引きずらず、切り替えもうまくなります。デトックスのレパートリーをいろいろもっておきましょう。

ストレスが自律神経の乱れを誘い、血圧を上げる仕組みは前述のとおりです（P.82参照）。ただし、ストレスによる血圧の上昇は一時的なものが多く、ほどなく元に戻ることがほとんど。しかし、人によっては不快な感情をため込んだり、家庭や職場で日常的に重圧を受けるケースもあります。このように長い間ストレスにさらされるのが最も危険で、高血圧が慢性化するリスクを高めてしまいます。

というのも、**ストレスを抱え続けると、体がつねに臨戦態勢のようになり、戦いに必要なエネルギーを筋肉や全身に送り続け**

男女で違うおすすめの毒出し

男性

＼大声を出す／

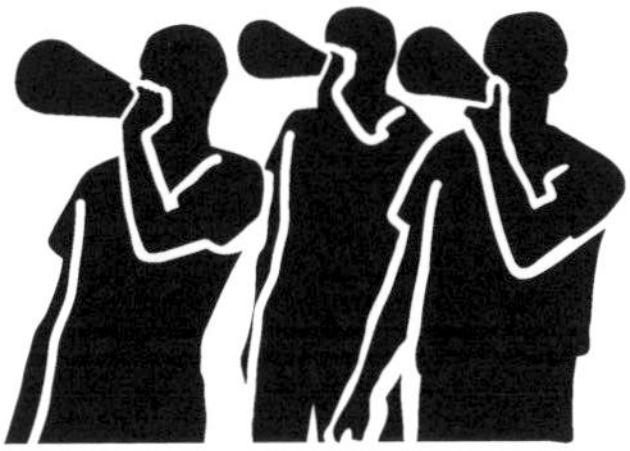

男性の最高の毒出しは、大きな声を出すこと。カラオケやスポーツ観戦の応援で声を張り上げたり、ゲームに熱中して声を上げることも有効です。人のいない海や山で叫んでみるのもあり。

女性

＼おしゃべりする／

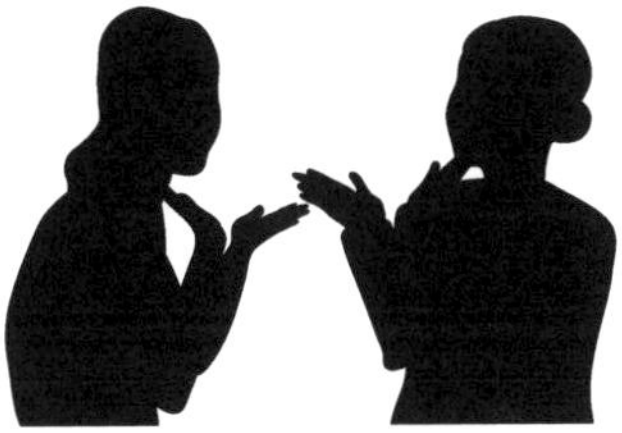

女性は人にイライラやモヤモヤした気持ちを話すなど、おしゃべりをすることが大きな発散になります。ほかに友人との食事やショッピングを楽しんで気分を上げるのも効果大。

ようとします。すると心臓も頑張ってポンプ機能を上げるため、血圧の高い状態が続いてしまうからです。

こうした危機的状況を脱するにはどうすればいいのでしょうか。その答えは**「ストレスを上手に発散し、ため込まないこと」。そのために、ストレスを発散する手段を複数もってください。**気心の知れた友人とお茶をする、カラオケで好きな曲を歌う、趣味や習い事に没頭してもいいでしょう。

いずれにせよ、ストレスをコントロールするには「心の毒出し」をすることです。**上手にデトックスできる方法をいくつかもち、すぐに気持ちをリセットできればストレスに強い人になれます。**ちなみに、男性はスポーツ観戦などで大きな声を出すことが効果的で、女性は人とのおしゃべりが何よりのストレス発散になります。

を強くする
食べ方

を積極的に摂取

健康のために野菜中心の食事にするのはかえって危険。
人間のあらゆる機能を構成するたんぱく質こそ
必要不可欠な栄養素です。体重 1kg あたり 1g を
目安に意識的に摂りましょう。

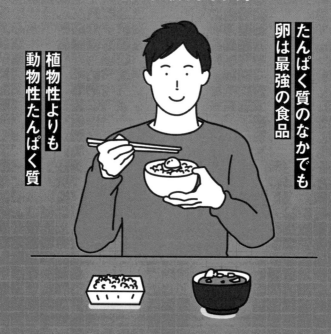

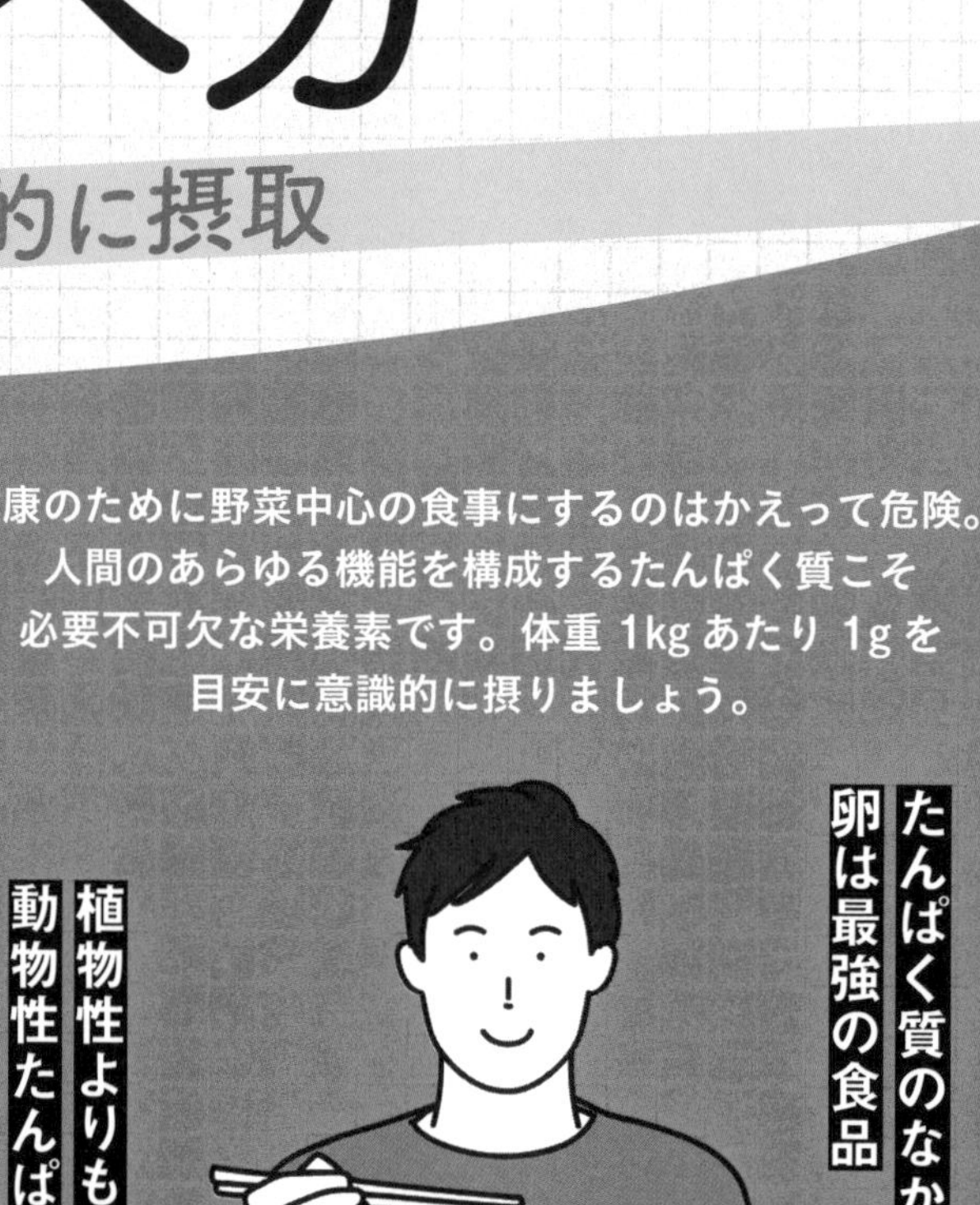
たんぱく質のなかでも
動物性たんぱく質

PART

5 筋肉や血管最強の動物性たんぱく質

CONTENTS

野菜中心の食事は危険

血圧を下げるにはたんぱく質が必要

この章では適正な血圧を維持し、高血圧予防としても役立つ「食事法」を紹介します。血圧を意識した栄養を摂ることで、運動などの血圧対策との相乗効果を引き出すことが狙いです。

そこで私がおすすめしたいのは、**たんぱく質の豊富な食事**です。人間の体は水分と脂質を除くとほとんどがたんぱく質からできています。たんぱく質は、**筋肉や臓器をはじめ、血管や血液、ホルモンや神経伝達物質にいたるまで、さまざまな人体組織の主成分となっています。**

特に筋肉は約8割がたんぱく質で、実は血管も筋肉。**柔軟な骨格筋と血管を維持して血圧を安定させるためにも、たんぱく質の摂取が大切です。**「歳をとったら野菜中心の食事が体にいい」と思いがちですが、野菜には健康を維持するためのたんぱく質量が少ないのです。そのため、たんぱく質の豊富な肉や魚を摂らないと、代謝能力や免疫力の低下など、様々な不調を招くことになります。

なお、たんぱく質を摂取する際に注目したいのがアミノ酸です。たんぱく質には動物性と植物性の2種類がありますが、どちらも20種類のアミノ酸で構成されています。そして、優れた高たんぱく食材は、アミノ酸をバランスよく豊富に含んでいるのが特徴。ここに着目して食材を選び、献立を考えれば、たんぱく質摂取の恩恵が最大限に享受できます。アミノ酸については次の項目でさらに紹介します。

血圧に関わる組織はほぼたんぱく質でできている

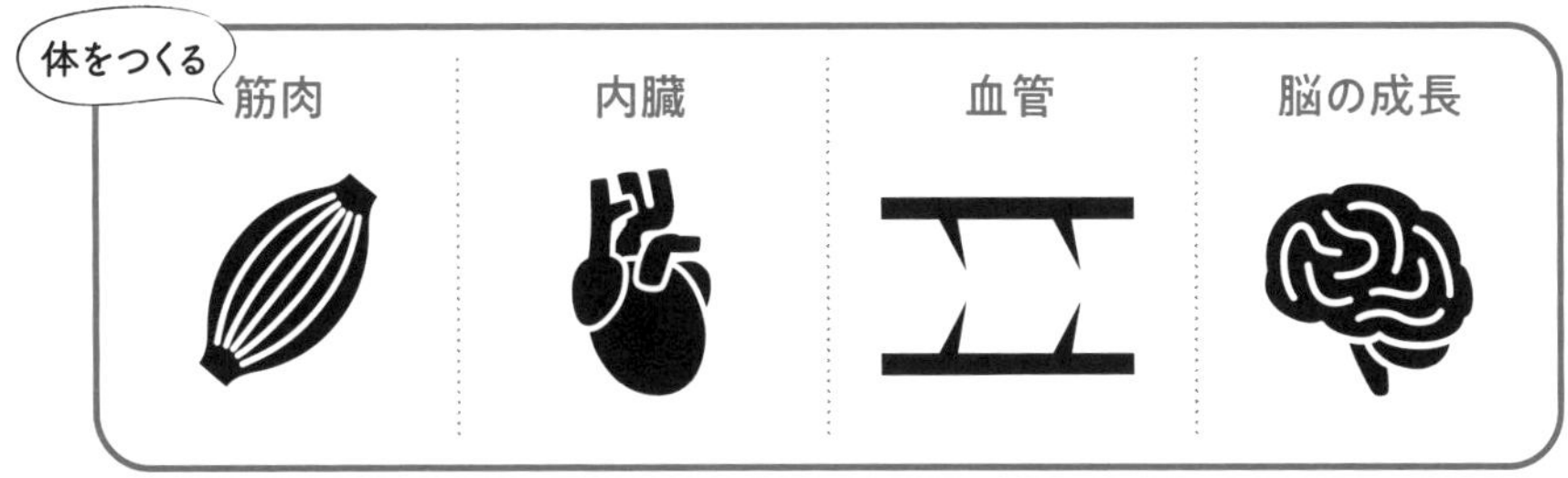

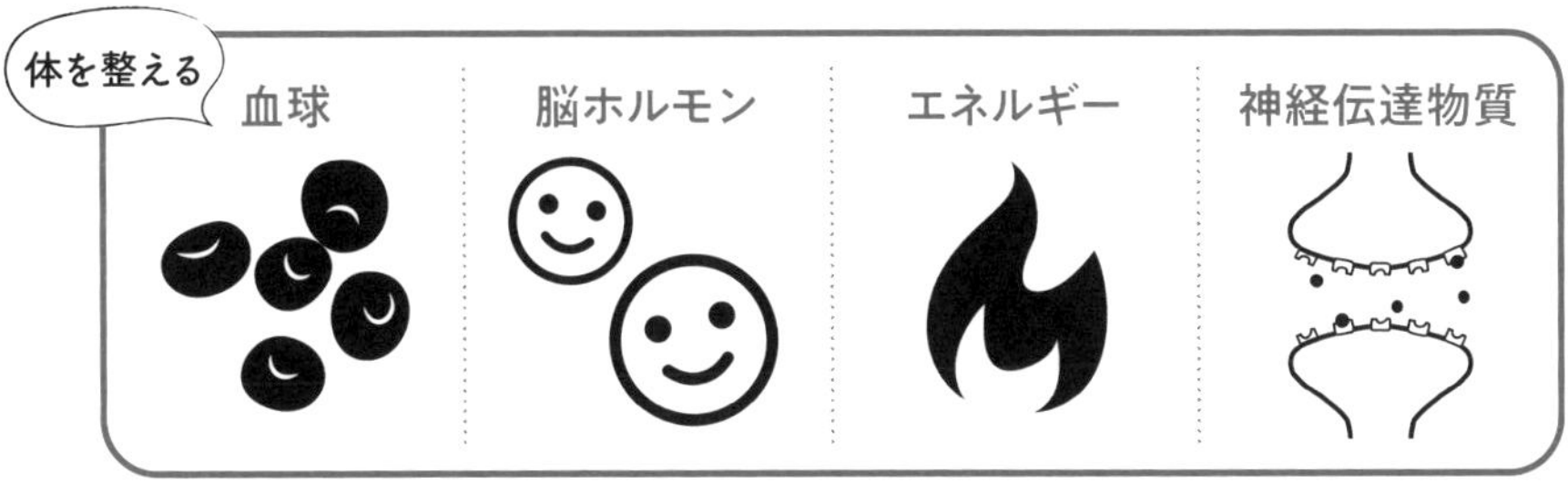
体を整える
血球
脳ホルモン
エネルギー
神経伝達物質

三大栄養素として知られるたんぱく質は、体をつくる材料として使われるほか、血球や内臓、脳ホルモンなどの材料としても役立てられます。血圧の安定に関わる筋肉や血管、神経の主成分でもあるので積極的な摂取をおすすめします。

人間に必要なアミノ酸

体内でつくることができない 必須アミノ酸

- バリン
- ロイシン
- イソロイシン
- メチオニン
- フェニルアラニン
- トリプトファン
- ヒスチジン
- スレオニン
- リジン

体内でつくることができる 非必須アミノ酸

- アラニン
- グルタミン
- アルギニン
- グルタミン酸
- アスパラギン
- アスパラギン酸
- システイン
- プロリン
- グリシン
- セリン
- チロシン

人間に必要な20種類のアミノ酸は、体内でつくれない9種類の「必須アミノ酸」と、体内で合成できる11種類の「非必須アミノ酸」に分類されます。人体の大部分がたった20種類のアミノ酸でつくられているのが驚きです。

アミノ酸バランスのいい食材は「良質なたんぱく源」

前項でおすすめした「アミノ酸をバランスよく豊富に含む食材」を選ぶときは、プロテインスコアやアミノ酸スコアを指標にしてください。**プロテインスコアは、食材の中に「筋肉など人体をつくるのに必要なアミノ酸がどれくらい入っているか」**を数値化するために考案されました。ところがその後、算出方法の変更を経るうち、「食材に必須アミノ酸がどれくらい含まれているか」が重視されるようになり、呼称もアミノ酸スコアに変わりました。そのアミノ酸スコアの数値について説明すると、9種類の必須アミノ酸がすべて必要量を満たす食材はスコアが１００になります。一方、必要量に満たない必須アミノ酸があると、最も低い必須アミノ酸の割合がアミノ酸スコアとして示されます。

近年はアミノ酸スコアが重んじられる傾向にありますが、私は「人体に役立てられてこその栄養」と考えていますので、あえてプロテインスコアに着目しています。しかし、左の表でもわかるように、**プロテインスコアとアミノ酸スコアにギャップのある食材が多い**のも事実。この問題は**食材の組み合わせで補うことで解決できます。**例えば、朝食の定番である**納豆ご飯は、大豆と白米それぞれが不足するアミノ酸を補い合い、最高のアミノ酸バランスをつくる一品**です。大豆と白米なら「ご飯＋味噌汁」も理想的。私たちは本能的に、体が必要とするものを「おいしい」と感じて補っているようです。

プロテインスコアとアミノ酸スコア

食品	プロテインスコア	アミノ酸スコア
卵	100	100
シジミ	100	100
サンマ	96	100
イワシ	91	100
豚肉	90	100
鶏肉	85	100
チーズ	83	100
白米	78	93
牛乳	74	100
えび	73	100
うどん	56	51
大豆	56	100

出典：文部科学省「日本食品標準成分表 2015 年版（七訂）アミノ酸成分表編」
フィジーク・オンライン
（https://physiqueonline.jp/health_care/nutritional_science/page6377.html）より作成

多くの肉類や
魚類、牛乳、
大豆がアミノ酸
スコアでは100

アミノ酸スコアが 100 の食材は、9 種類の必須アミノ酸すべてが 100 を満たしています。一方、プロテインスコア 100 の食材は卵とシジミのみ。

ご飯と合うおかずはアミノ酸バランスも最高！

おいしいと思う
組み合わせが
栄養バランスのよさ
を教えてくれる！

納豆ご飯　　ご飯+味噌汁

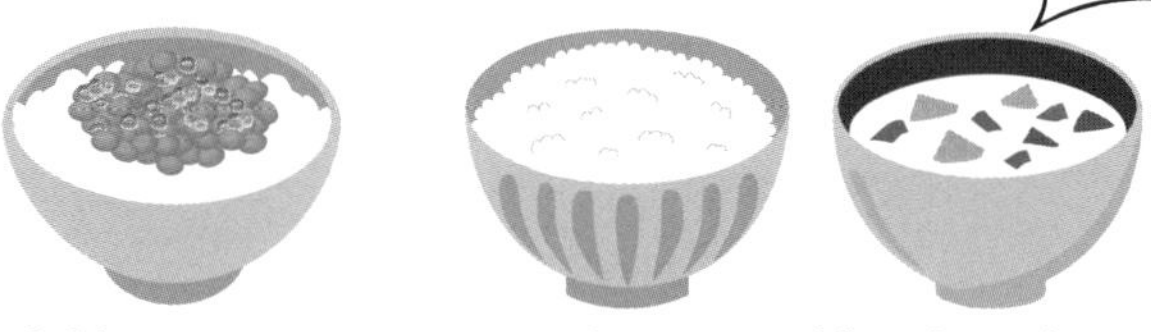

食材のマッチングでアミノ酸の不足を補い合えば、
アミノ酸バランスのいいメニューになる

白米と大豆は、白米に不足するリジンを大豆が補い、大豆に不足するメチオニンを白米がカバーする間柄。「納豆ご飯」や「ご飯と味噌汁」は完璧なアミノ酸バランスになります。同じ補完関係で「イクラ＋ご飯」「タラコ＋ご飯」も最高の取り合わせです。

食材の重量＝たんぱく質の量ではない!?

体重1kgあたり1gのたんぱく質が基準

1日の食事に必要なたんぱく質量

健康的な成人

体重　1日に必要なたんぱく質量

□kg × 1g = □g

定期的に運動を行っている人

体重　1日に必要なたんぱく質量

□kg × 1.5g = □g

激しい筋トレを行っている人

体重　1日に必要なたんぱく質量

□kg × 2g = □g

ここまでアミノ酸バランスがいい、良質なたんぱく質の摂取をおすすめしてきました。それでは1日にどれくらいの量のたんぱく質を摂ることが、血圧対策や健康維持のために理想なのでしょうか。

ひとつの目安としたいのが「体重1kgに対して約1g」のたんぱく質を毎日摂取することです。体重が60kgの人なら60gになります。さらに、運動習慣のある人は体重1kgに対して1・5g、ハードな筋トレを行っているなら体重1kgに対して2gの摂取を目標にしてください。

ただし、ここで注意したいのが「食材の

主な食材に含まれるたんぱく質量

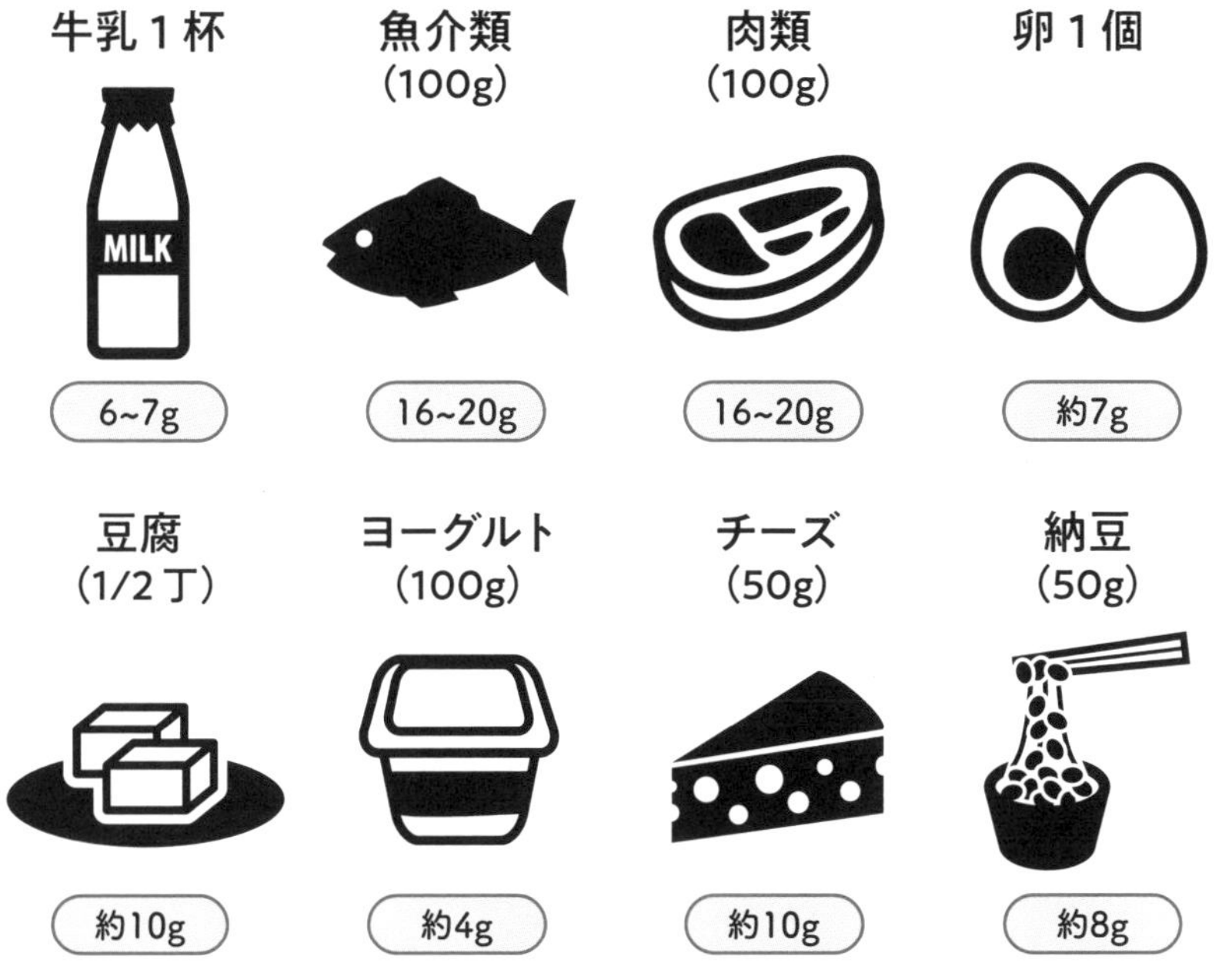

文部科学省「日本食品標準成分表(八訂)増補2023年」をもとに作成

重量＝たんぱく質の量」ではないということ。食品で異なりますが、**食材に含まれるたんぱく質の量は、食材の重量の5分の1程度**といわれます。100gの肉なら20gほどと意外に少ないのです。

仮に体重60kgの人が1日に必要な60gのたんぱく質を肉だけで摂ろうとすると、300gを食べなければいけない計算になります。いかがでしょう。単品ではハードルが高いと感じませんか？ですから食事は**さまざまな食材から動物性、植物性のたんぱく質を摂り（上のリストも参照）、トータルで摂取目標をクリア**してください。

ちなみに、固形物のたんぱく質がアミノ酸に分解されるには3～4時間かかるため、夕方にジムなどで運動するのであれば、吸収効率を考えるとお昼にしっかりとアミノ酸豊富な食材を食べるのがベストでしょう。

を毎食摂る

血管を強くするたんぱく質の最強の摂り方

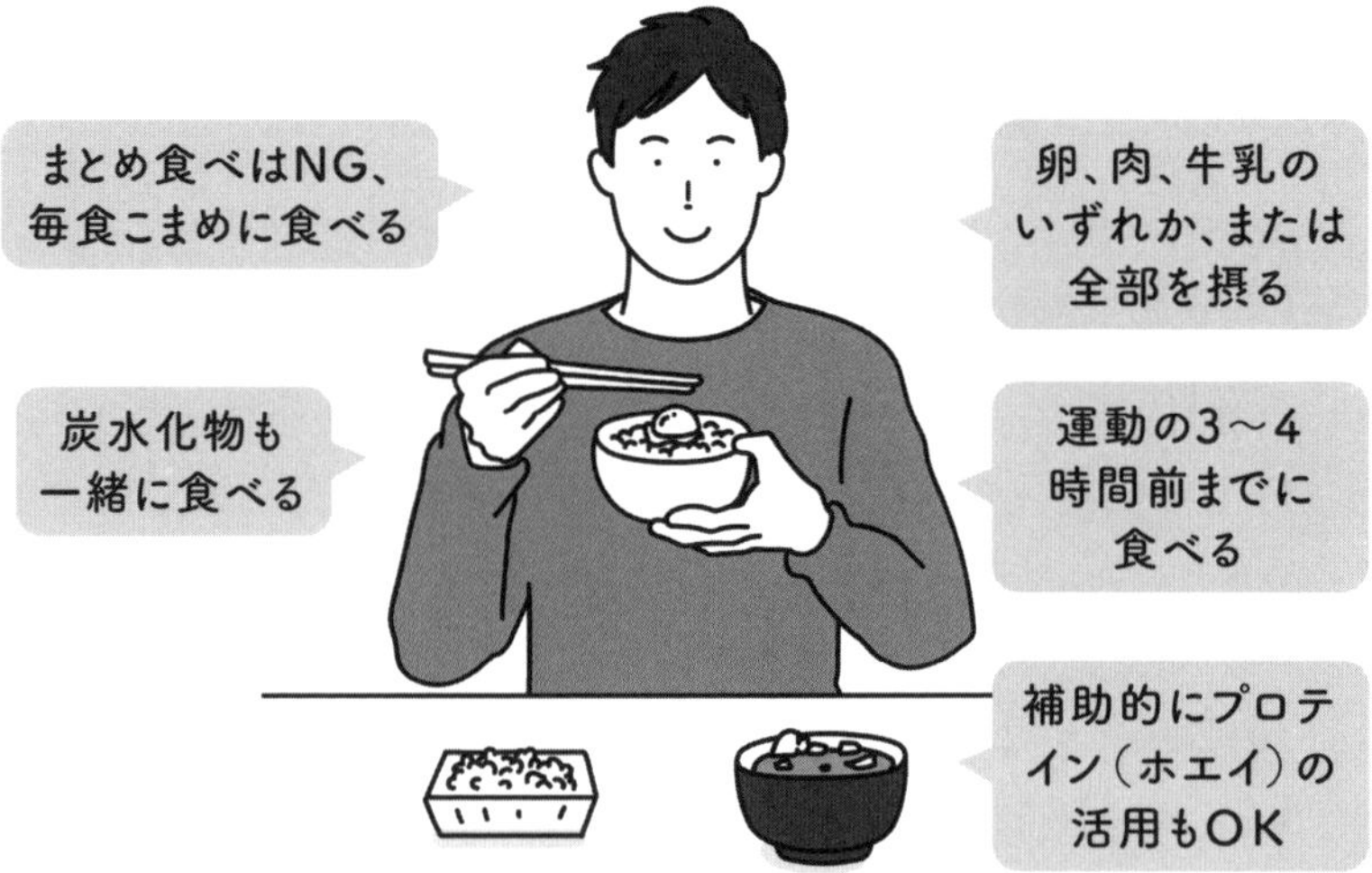
まとめ食べはNG、
毎食こまめに食べる
卵、肉、牛乳の
いずれか、または
全部を摂る
炭水化物も
一緒に食べる
運動の3～4
時間前までに
食べる
補助的にプロテ
イン（ホエイ）の
活用もOK

1食あたりに食べたい目安量

1食につき卵なら2個、豚肉なら100ｇ、牛乳なら1杯は最低でも摂取したいもの。できれば1食に1品のみでなく、卵×豚肉、豚肉×牛乳と食材を組み合わせて摂れればベストです。

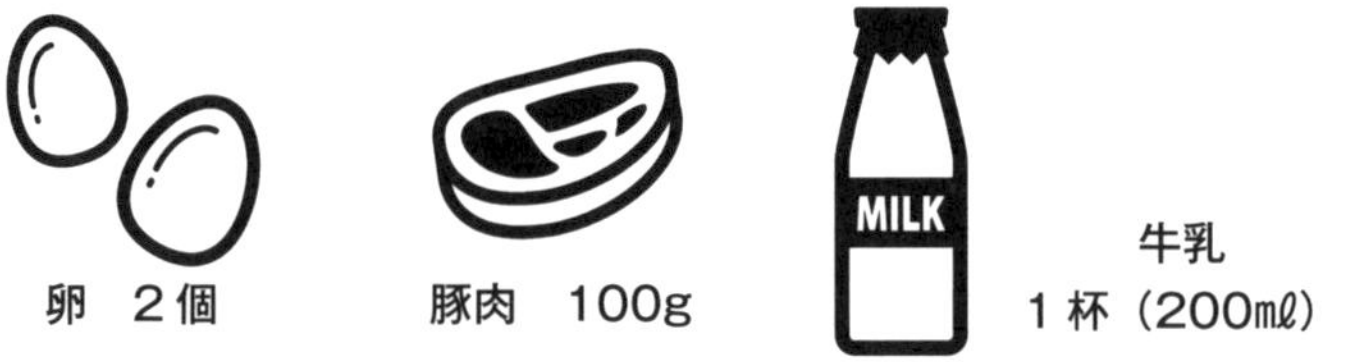
MILK
卵　2個
豚肉　100g
牛乳
1杯（200㎖）

たんぱく質

卵・豚肉・牛乳のおすすめ料理

牛乳

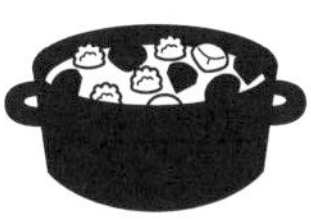
シチュー

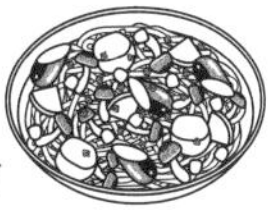
クリームスパゲティ

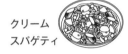

ほかにも
グラタン
など

豚肉

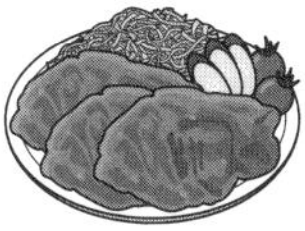
生姜焼き

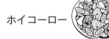

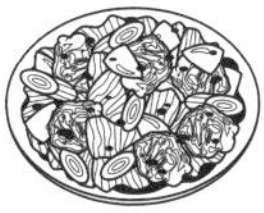
ホイコーロー

ほかにも
豚キムチ、豚の角煮
など

卵

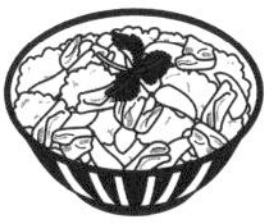
親子丼

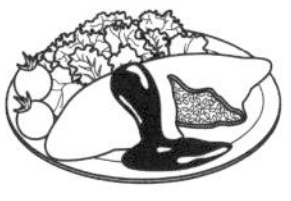
オムライス

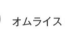

ほかにも
卵焼き、かに玉
など

1週間の降圧プログラム（P.10～参照）を行っている間は**卵、豚肉、牛乳を1日3食のメニューに必ず取り入れてください。1食の中で卵2個、豚肉100g、牛乳200mlの摂取をひとつの目安とし、それ以上摂れれば理想的です。**

手の込んだメニューにこだわる必要はありません。朝食なら「納豆卵かけご飯」と味噌汁で満点ですし、ランチには「ベーコンレタスサンド」にゆで卵、牛乳でつくるカフェオレを添えれば言うことなしです。

単品で摂るのが難しい場合は、たんぱく源を中心に、さまざまな食材を入れた鍋料理がおすすめ。具材の栄養素がすべてスープに溶け出すため、ご飯や麺類を入れて最後の〆《しめ》までいただけば、効率よく栄養価の高い食事ができます。メニューの一例を上に紹介しましたので参考にしてください。

アミノ酸スコア100&プロテインスコア100

卵は合わない食材がないスーパーフード

血圧に配慮して摂取したいたんぱく源のなかで、卵は優れた栄養価を誇る特別な食材です。**アミノ酸スコア、プロテインスコアともに100なので、どんな食材との食べ合わせでも、不足するアミノ酸をほぼ補完してくれます。**しかも、ご飯にもパンにも合うので料理のジャンルを問わず使え、主食から汁物、スイーツまで調理のバリエーションも豊か。まさに万能食材、スーパーフードです。

　卵の積極的な摂取をおすすめすると「コレステロールが……」と心配する方がいますが、それはひと昔前の常識です。近年では**コレステロールは重要な栄養素であり、人が生きるうえで不可欠なことが多くの研究でわかってきています**（左の表参照）。

　このように食材として素晴らしい卵ですが、調理方法によっては栄養を十分に生かしきれない場合があります。結論から言うと**「卵は半熟で食べるのが理想的」**です。

　その理由のひとつは、加熱して固めてしまった方がかえってアミノ酸への分解が促進され、たんぱく質の吸収率が上がるため。もうひとつは、生の卵白に含まれるアビジンというたんぱく質が、黄身に入っている腸内環境を増やしてくれるビオチン（ビタミンB7）を壊してしまうためです。黄身の栄養を失うことなく、吸収率も上げるには、アビジンの入っている白身だけ固めて黄身を固めない状態、つまり「半熟卵」が最高の食べ方になるわけです。

卵のコレステロールは重要な栄養素

コレステロールの働き

1 ▶ 細胞膜の原料になる

人体を形成する細胞の数はおよそ 37 兆個。コレステロールがその細胞膜の原料になっているからこそ、細胞分裂が起きて新しい細胞が日々つくられます。

2 ▶ ホルモンの材料になる

男性ホルモンや女性ホルモンとして知られる性ホルモンのほか、副腎皮質ホルモンなど多くの生命維持に欠かせないホルモンの材料にもなっています。

3 ▶ ビタミン D の原料になる

コレステロールが原料となっているビタミンDは、骨の成長や強度維持のために必要な栄養素。カルシウムの吸収促進や免疫機能を調整する働きもあります。

4 ▶ 胆汁酸の材料になる

摂取した脂質を分解して、腸での吸収を助けるのが胆汁酸の役割。胆汁酸は、肝臓でコレステロールから合成されています。

卵は半熟で食べるのがおすすめ

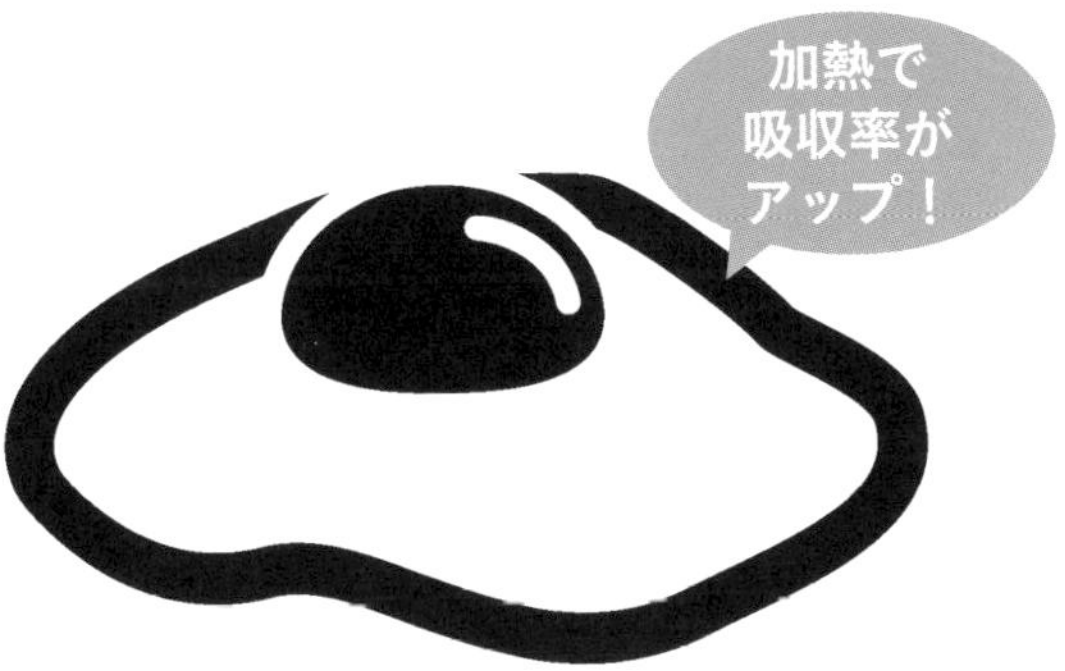

「白身固めて黄身固めず」
がベスト!

生卵やスクランブルエッグでも栄養は摂れますが、半熟卵ならたんぱく質の吸収率もよく、より高い栄養効果が期待できます。ラーメンやスープ、煮物や丼物へのアレンジなど、半熟卵を使ったレシピを工夫してみては。

積極的に摂取したい

高栄養価の豚肉・栄養吸収のよい牛乳

卵と同様、優秀なたんぱく源としておすすめしたいのが豚肉です。左の表からもわかるように、**豚肉はたんぱく質に恵まれているうえ、アミノ酸スコアも100。まさに「高たんぱく・高栄養」でバランスのとれた食材**といえます。

特に豚肉の優れた点はビタミンB群が豊富なこと。なかでも「疲労回復ビタミン」とも呼ばれるビタミンB1を牛肉の約10倍も含むため、つねにリフレッシュされた体づくりを助けてくれます。豚肉の赤身には鉄分やミネラルが多く含まれ、血管の健康維持や全身の老化防止効果も期待できます。

ちなみに、ビタミンB1の摂取効率を高めるなら、タマネギやニンニク、ニラとの食べ合わせがおすすめ。これらの野菜の共通成分であるアリシンには、ビタミンB1の吸収を高める働きがあるからです。つまり定食屋さんの定番「スタミナ定食」が、豚肉とこれらの野菜との組み合わせなのは理にかなったメニューということになります。

もうひとつ、重要なたんぱく源として紹介したいのが牛乳です。**たんぱく質を構成する20種類のアミノ酸をバランスよく含みつつ、人の生命維持に必要な五大栄養素の供給源でもあります。**しかも**牛乳は吸収の速さも大きなメリット。**固形物のたんぱく質が3～4時間かかるところ、1～2分で小腸に達するためです。効率よく、しかも手軽に良質なたんぱく質が摂れる食品として覚えておいてください。

豚肉は高たんぱくで栄養面でも優等生

	豚　大型 もも　赤肉	牛　和牛 もも　赤肉	鶏　若鶏 もも　皮なし
エネルギー　kcal	119	176	113
水分　g	73.0	67.0	76.1
たんぱく質　g	22.1	21.3	19.0
脂質　g	3.6	10.7	5.0
マグネシウム　mg	26	24	24
鉄　mg	0.9	2.8	0.6
ビタミンB_1　mg	0.96	0.10	0.12
ビタミンB_2　mg	0.23	0.22	0.19

豚肉は牛肉や
鶏肉より
たんぱく質豊か

出典：文部科学省「日本食品標準成分表（八訂）増補 2023 年」より作成
※ 100g あたりの含有量

素早くたんぱく質を摂取するなら牛乳

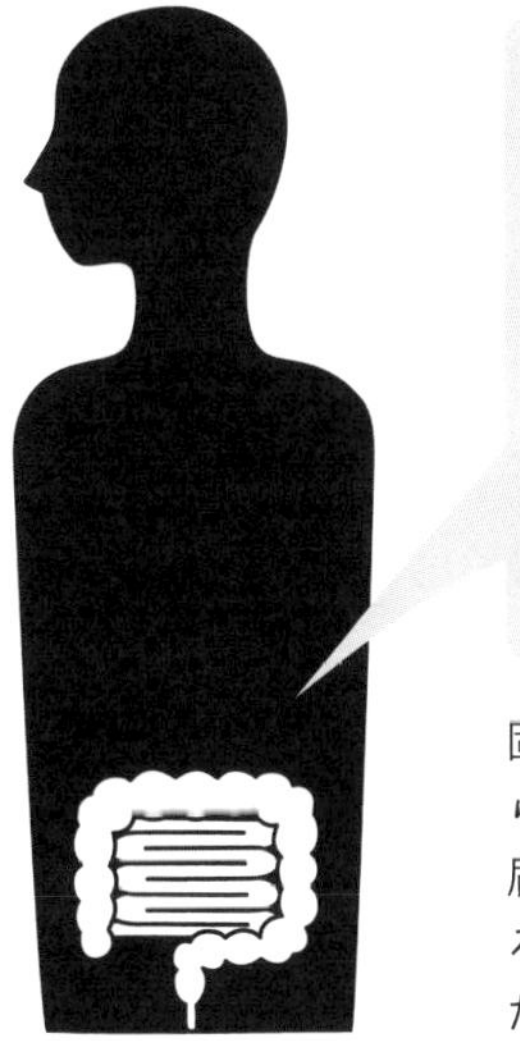

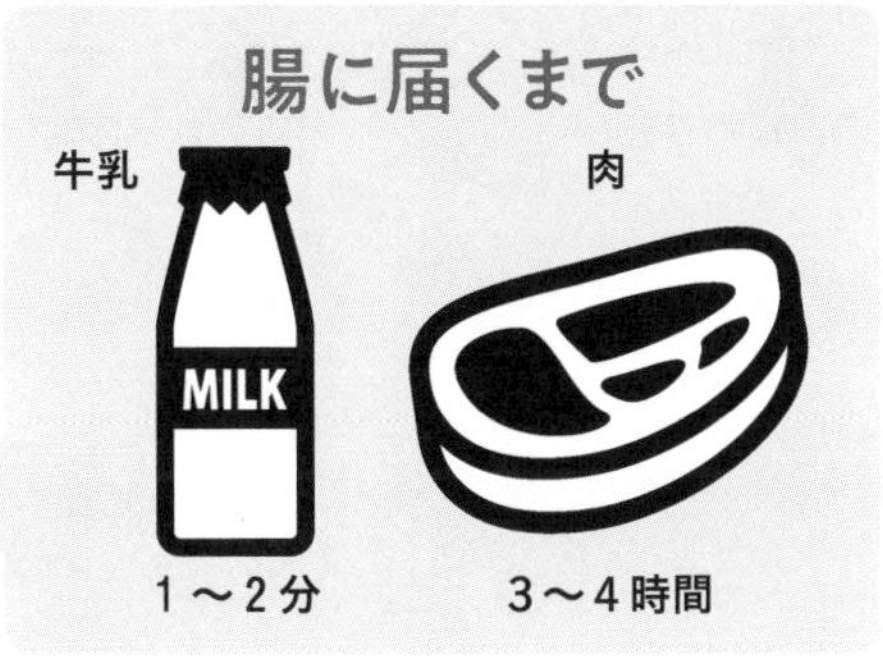

固形物のたんぱく質は胃の中で消化されてから腸へ運ばれ、アミノ酸に分解されて体内に届くまでに平均３～４時間かかります。ところが牛乳は飲んでから１～２分で腸に達するため、効率よく栄養が吸収できます。

COLUMN

たんぱく質の摂取でNOが増える

血液の流れをよくすると、血管を柔らかくするNO（一酸化窒素）の産出が盛んになることは紹介しましたが（P.64 参照）、食事の面からもこれをフォローすることができます。そもそも「窒素（N)」は、たんぱく質の構成要素のひとつ。積極的にたんぱく質を摂ることで、NOの材料を補うことになります。

また、NOを体内で合成するには「アルギニン」というアミノ酸が欠かせません。アルギニンを豊富に含む食材には鶏肉やマグロ、ウナギのほか、卵や大豆をはじめとする豆類などがあります。アミノ酸はたんぱく質の原料なので、上記の食材を摂ることが、そのまま高血圧対策にもなるのです。

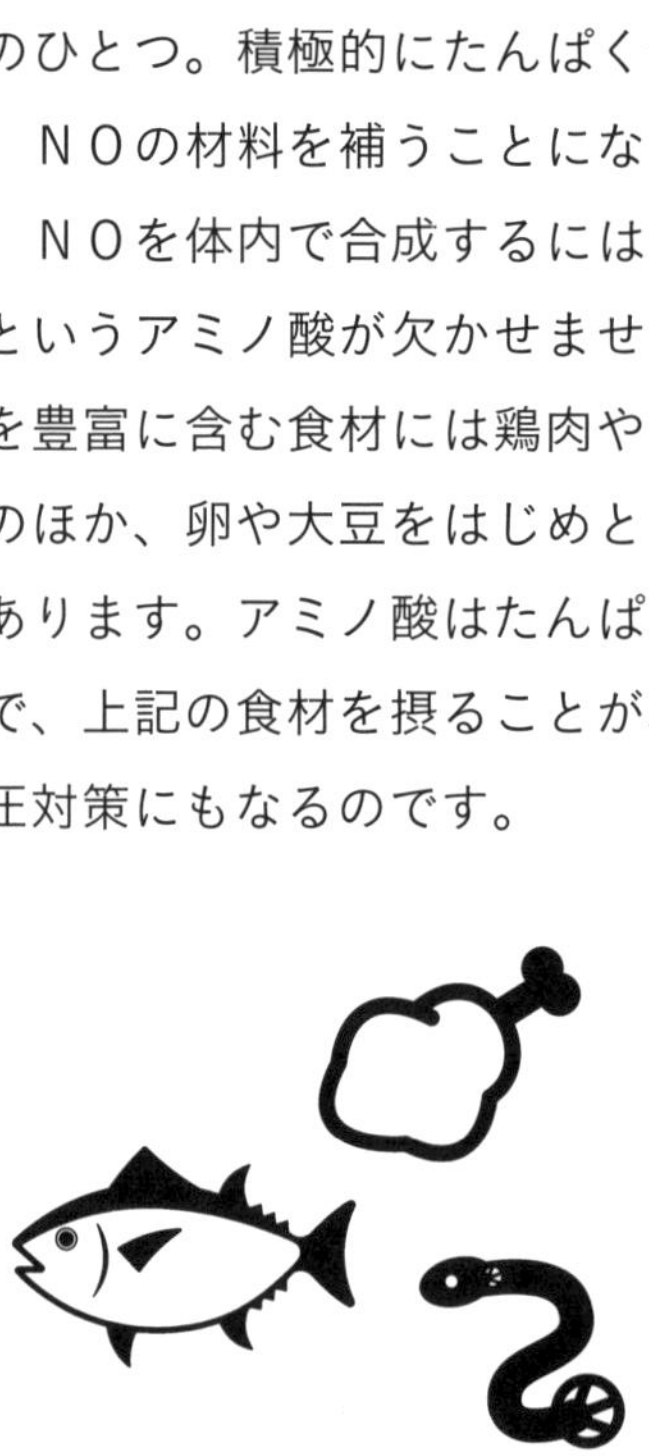

PART

6 一生薬に頼らない体をつくる方法

生活習慣の工夫で降圧効果をずっと実感！

本章では高血圧の根本原因に特化した降圧体操・ツボを紹介します。
血圧が下がってもそこでやめてしまわずに生活に取り入れて、
薬に頼らなくてもいい体づくりをしましょう。

CONTENTS

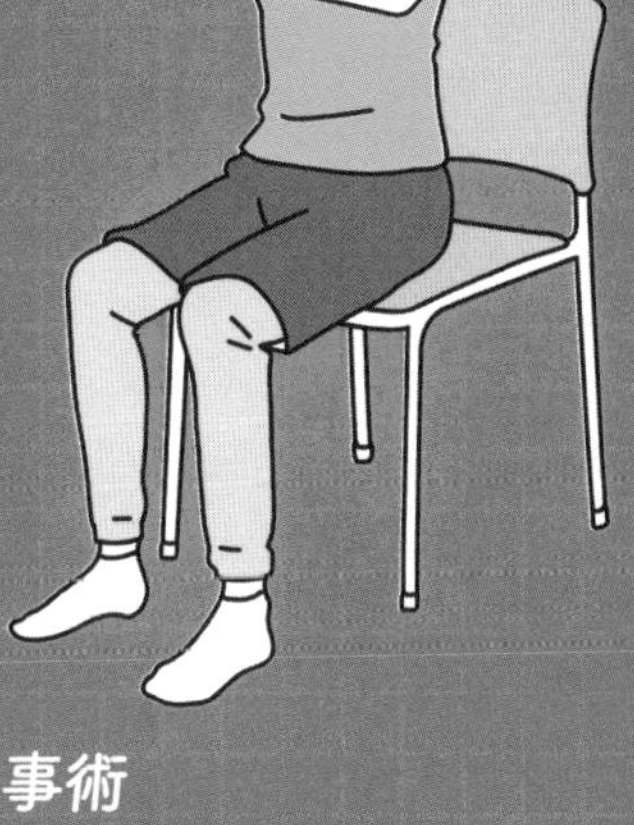

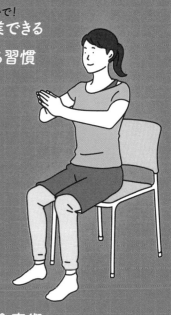

「降圧薬は一生のつきあい」とあきらめないで！

根本原因の解決で薬は卒業できる

高血圧を根本から解消して「降圧＆健康」効果を

筋肉が硬い＆筋力不足
↓
バンザイ体操、フルスクワット

心肺機能の衰え
↓
腕振りデッドバグ、ジャンプスクワット

メンタルの不調
↓
ツボ押し（内関）

血管が硬い
↓
合掌ポーズ

↓

運動やツボ押しで降圧＆健康診断オールAに！

ここからは冒頭の「1週間プログラム」で降圧効果を実感できた方に、その成果を生涯維持するための「一生薬に頼らない体をつくる方法」を紹介します。**高血圧を招く4つの原因を根本から解消することで、下げた血圧をリバウンドさせず、やがて降圧薬を卒業できる体へと導いてくれる完全メニュー**です。さらに、この習慣が定着すると高血圧対策にとどまらず、健康診断の検査項目がオールAになるような「病気に強く、加齢に負けない、健やかな体」が自然とつくり上げられていくはずです。

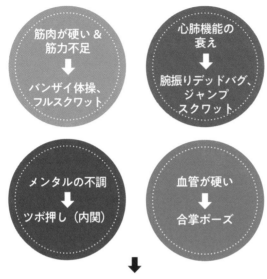

薬をやめるまでの道のり

1 最低２週間の数値データを用意する

運動などの効果で上の血圧が 140mmHg をつねに切るような状態であれば、最低２週間〜１か月間、あえて薬を服用せずに運動などを続け、その間の血圧値を記録してデータに。診察時に担当医へ見せる。

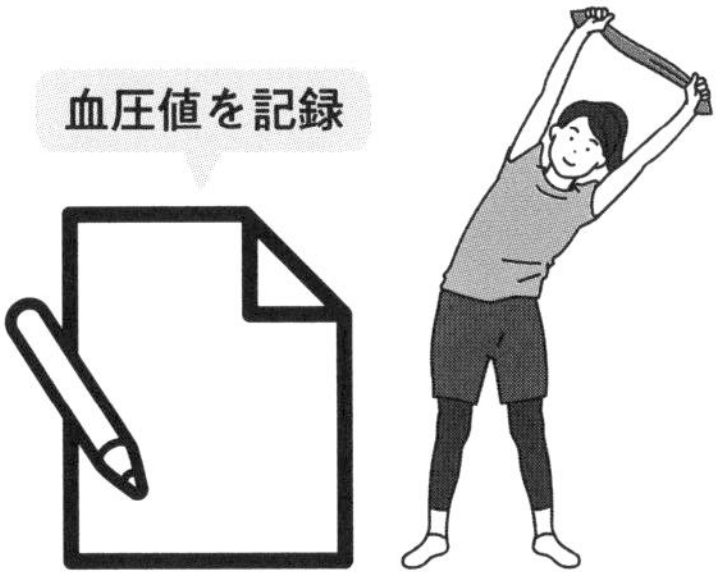
血圧値を記録

2 データをもとに医師に伝える

「実践している運動に降圧効果があるようなので、試しに薬をやめてみた結果がこれです」とデータを見せたうえで、「運動も自己管理も続けるので、薬はやめていいですね」と言えば、ほぼ「そうですね」と医師も納得することに。

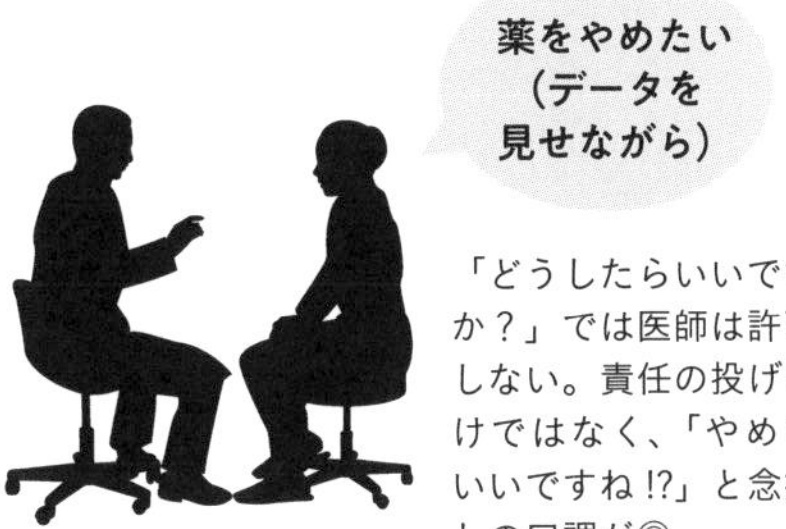
薬をやめたい
（データを
見せながら）

「どうしたらいいですか？」では医師は許可しない。責任の投げかけではなく、「やめていいですね!?」と念押しの口調が◎。

↓

薬を卒業

いきなり薬をやめるのが不安な場合は

STEP1

１日に飲む回数や量を減らす

１日２回の服用を１回に、２錠を１錠にするなど、１日の摂取量を減らしてみる。

STEP2

１週間のなかで飲まない日をつくる

「日曜日は薬もお休み」など、飲まない日を設定。様子をみて１日ずつ増やしていく。

STEP3

気になるときだけ飲む

「いつもより血圧値が高い」など、不安や気になる症状があるときだけ服用する。

体をつくる習慣

「1週間プログラム」に降圧メニューを追加する

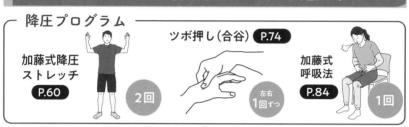

降圧プログラム

加藤式降圧ストレッチ P.60

2回

ツボ押し（合谷） P.74

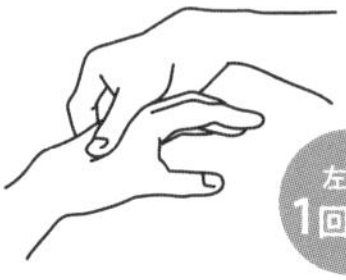

左右1回ずつ

加藤式呼吸法 P.84

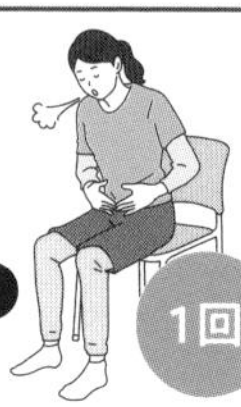

1回

＋

筋肉をしなやかに&筋力アップ

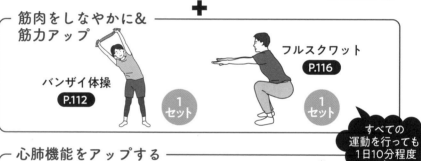

バンザイ体操 P.112

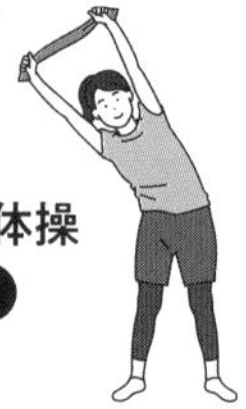

1セット

フルスクワット P.116

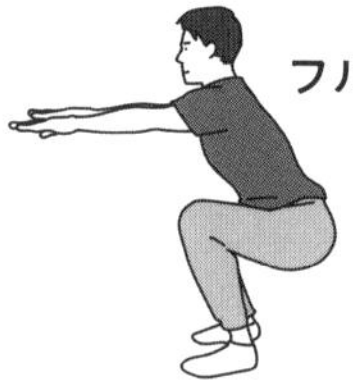

1セット

すべての運動を行っても1日10分程度

心肺機能をアップする

最高血圧 160mmHg 以上の人

腕振りデッドバグ P.118

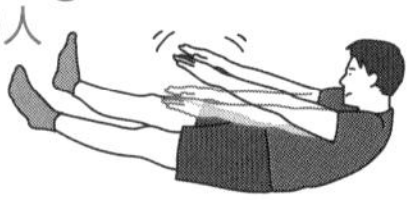

2セット

or

最高血圧 160mmHg 未満の人

ジャンプスクワット P.120

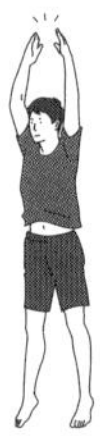

1セット

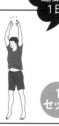

血管を柔らかくする

合掌ポーズ P.122

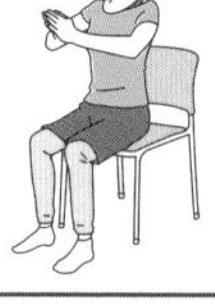

2セット

メンタル改善

ツボ押し（内関） P.123

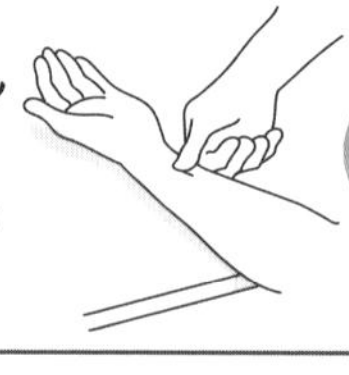

左右1回ずつ

一生薬に頼らない

継続して行えるようにメニューをアレンジしてOK

メニューの取り入れ方の例

降圧プログラム
加藤式降圧ストレッチ
ツボ押し（合谷）
加藤式呼吸法

心肺機能をアップする
腕振りデッドバグ
or
ジャンプスクワット

毎日行う

筋肉をしなやかに&筋力アップ
バンザイ体操　フルスクワット

血管を柔らかく
合掌ポーズ

メンタルを整える
ツボ押し（内関）

火曜と金曜など週２回
分けてプラスして行う

多少サボる
日があっても◎。
続けることが
大切です

その日実践したメニューと血圧値をノートに記録しておくと、運動効果の有無がひと目でわかります。それをもとにメニューの増減や実践する日数などを調整し、最適なプログラムをつくり上げてください。

高血圧を招く「筋肉の硬化」「血管の硬化」「心肺機能の低下」「メンタルの不調」、4つの原因解消に特化した運動やツボ押しメニューを紹介します。

「1週間プログラム」にプラスしても、慣れればトータルで10分程度しかかかりません。**通しでやる時間がない方は、朝は運動だけ、ツボ押しは通勤電車の中で**など、時間差で行ってもいいでしょう。

メニューは目的別に分かれていますので、**強化したいものだけ毎日行い、そのほかは週に3〜4回行うなど、各自の狙いや体力、生活スタイルに合わせてカスタマイズ**してください。特に、運動習慣のない方が、すべてを毎日こなすのは負担が大きいはず。無理をすると長く続きません。歯磨きと同じように、運動やツボ押しが日々の当たり前になれば理想的です。

1～8
までやって
1セット

バンザイ体操

筋肉を伸ばす、縮める動きを繰り返し行い、血流改善と NO 分泌を促します。筋肉と血管が若返り、高血圧になりにくい体をつくります。

前後

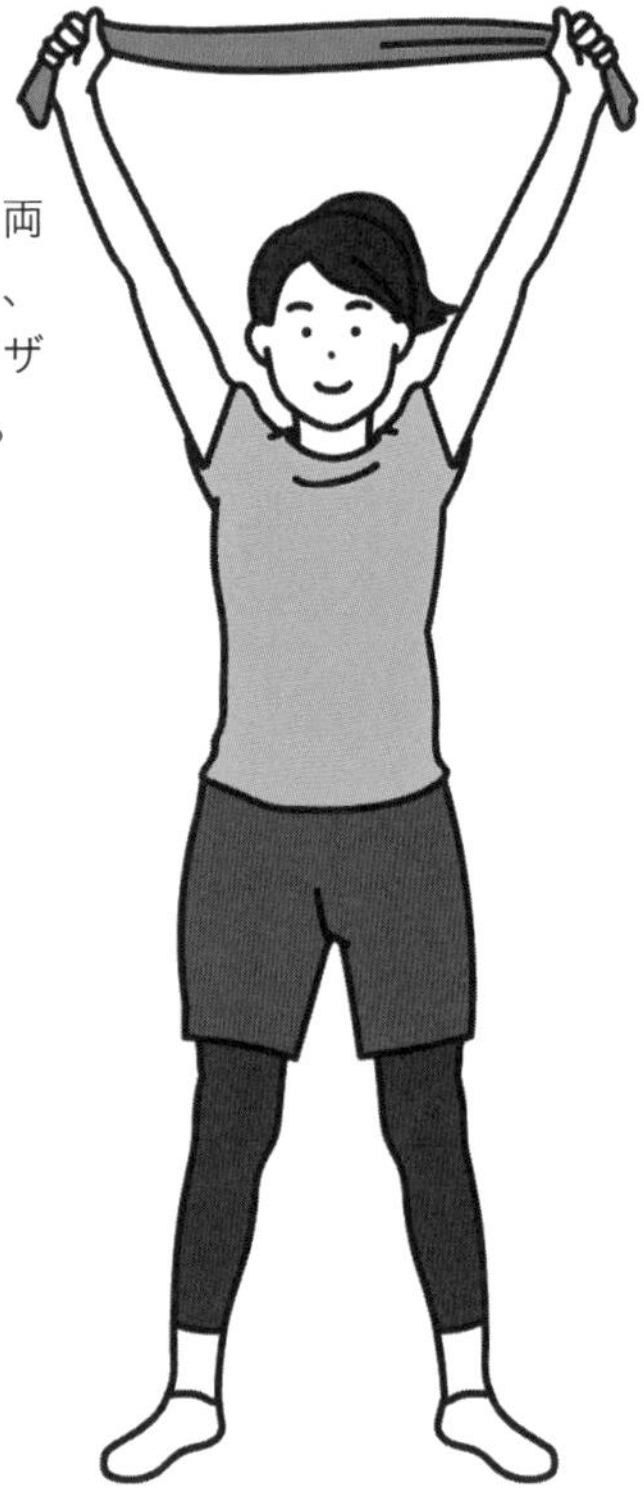

1

足を肩幅に開く。両手でタオルをもち、頭上に上げてバンザイのポーズをする。

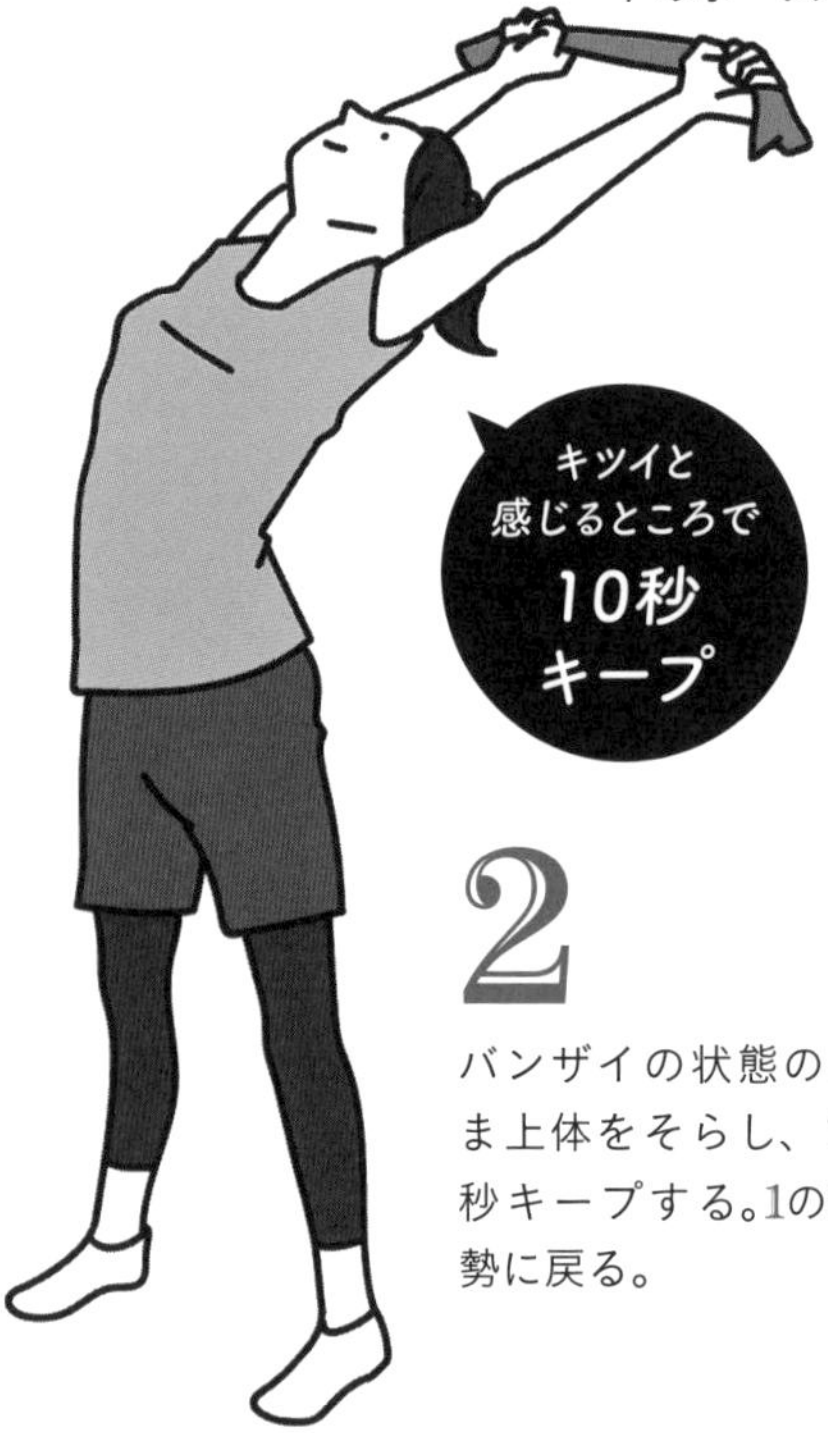

キツイと
感じるところで
10秒
キープ

2

バンザイの状態のまま上体をそらし、10秒キープする。1の姿勢に戻る。

POINT

前後、左右、ひねりの動きを一連の流れで1セット行います。キツイと感じるところで姿勢をキープするのがポイント。自然な呼吸で行いましょう。

3

両手を下げ、ひざを伸ばしたまま前屈し、10秒キープする。1の姿勢に戻る。

キツイと
感じるところで
10秒
キープ

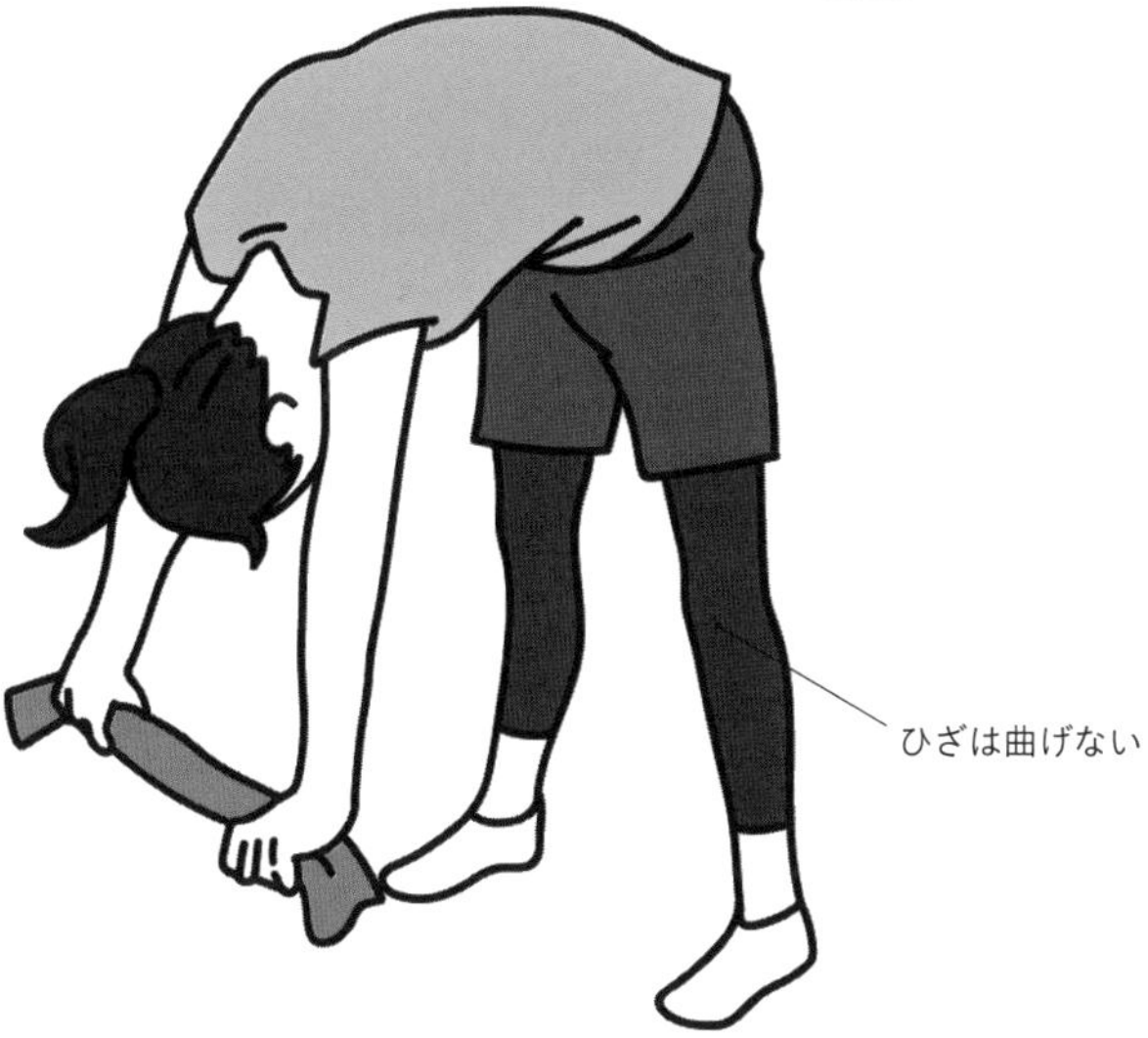

次のページへ続く

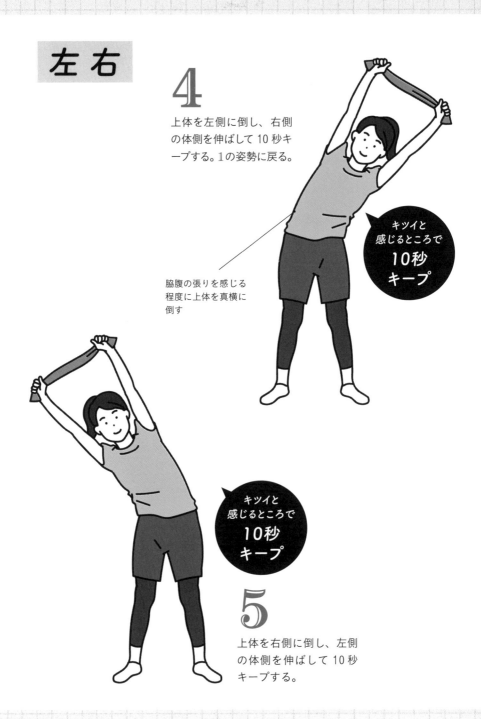

左右

4

上体を左側に倒し、右側の体側を伸ばして 10 秒キープする。1の姿勢に戻る。

脇腹の張りを感じる程度に上体を真横に倒す

5

上体を右側に倒し、左側の体側を伸ばして 10 秒キープする。

ひねり

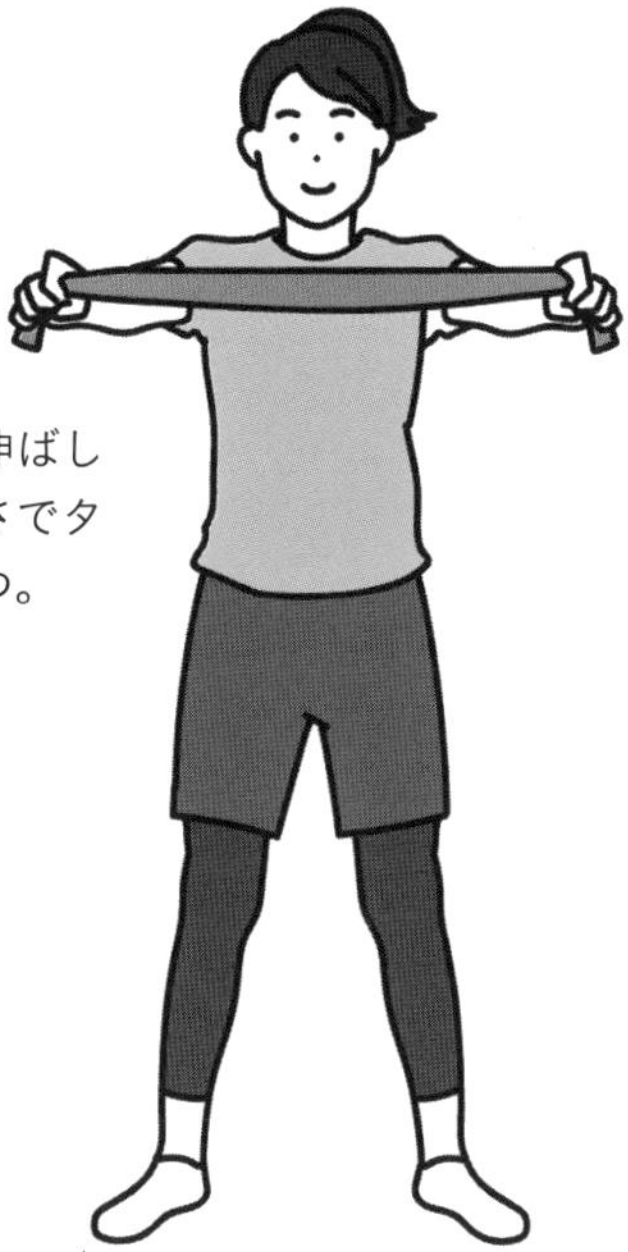

6

腕を前に伸ばして肩の高さでタオルをもつ。

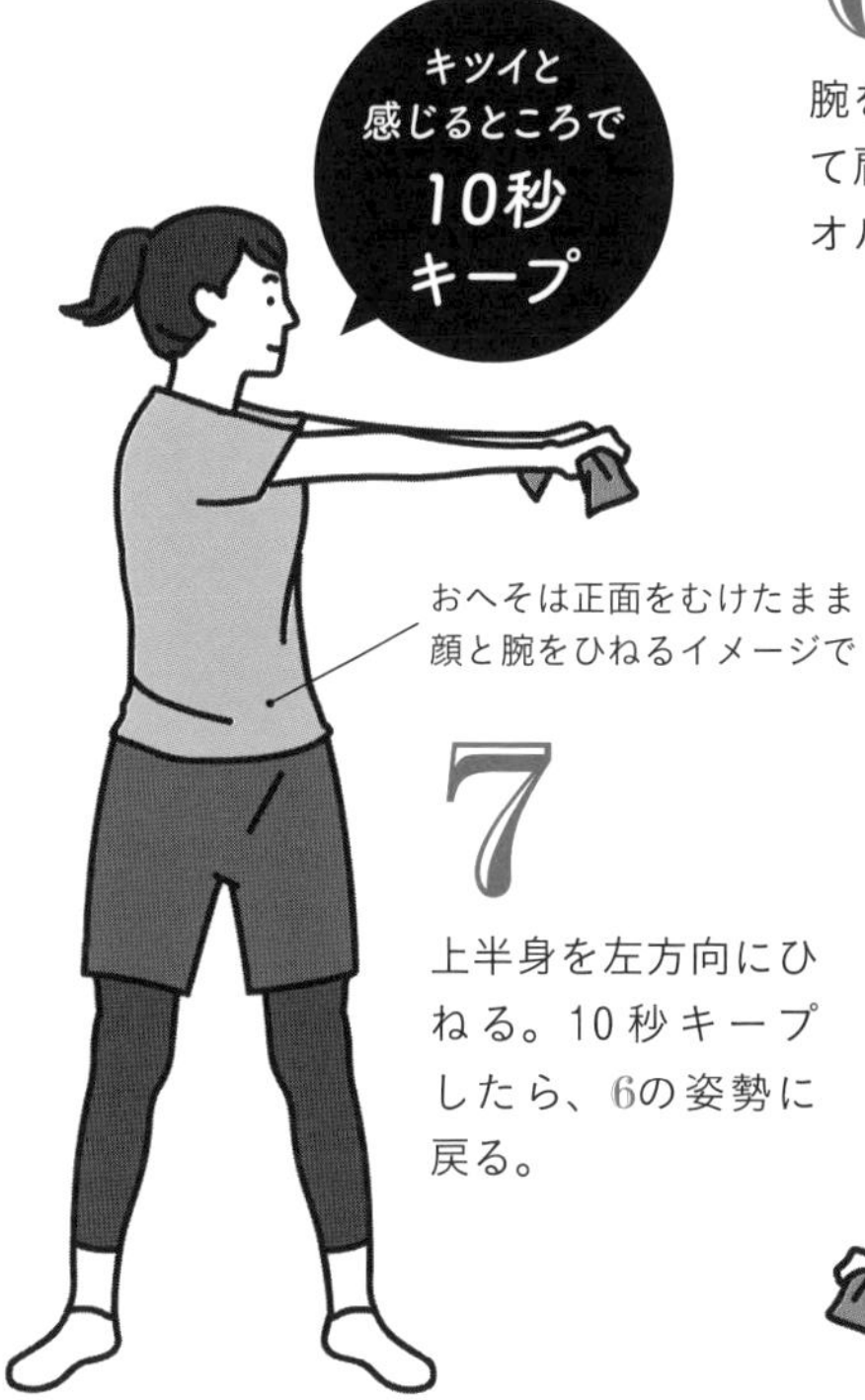
キツイと
感じるところで
10秒
キープ
おへそは正面をむけたまま
顔と腕をひねるイメージで

7

上半身を左方向にひねる。10秒キープしたら、6の姿勢に戻る。

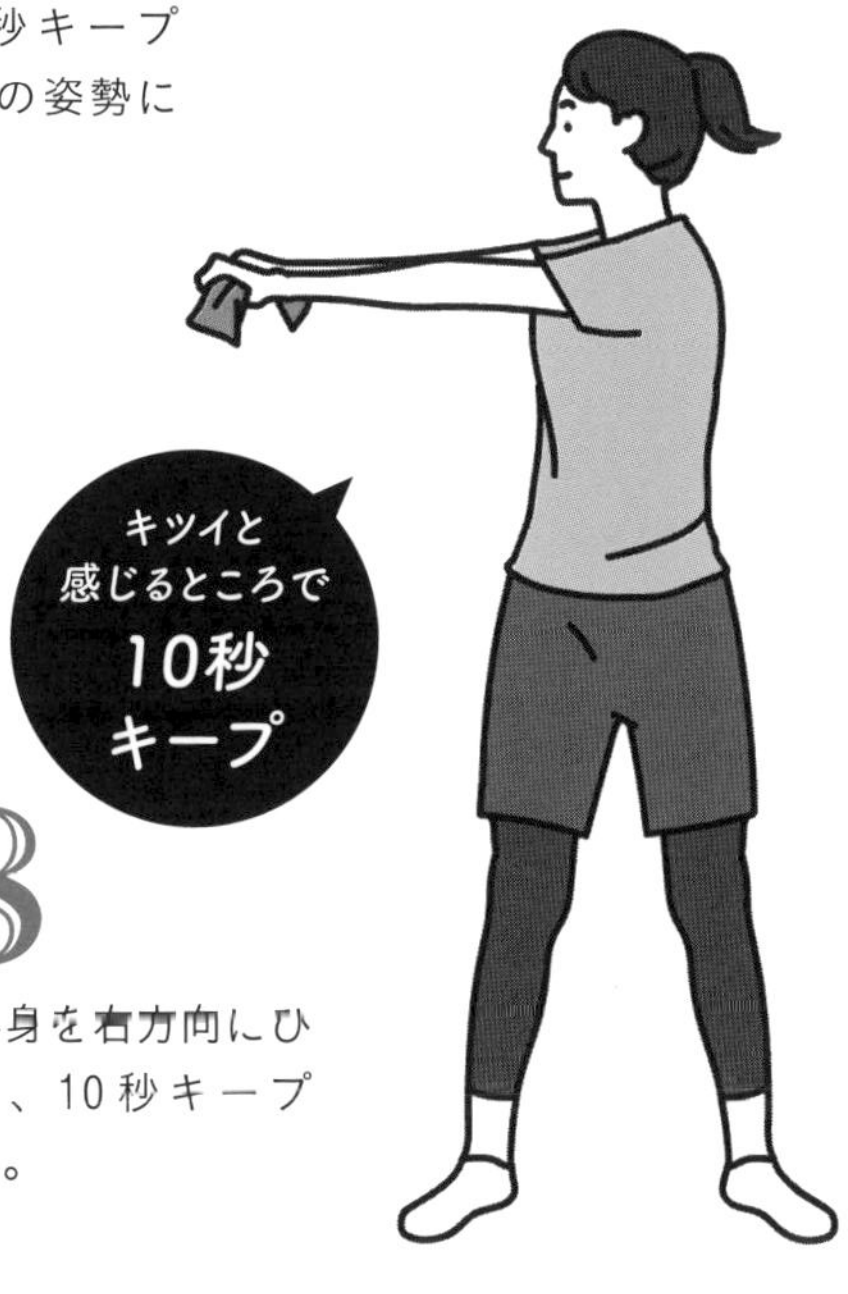

8

上半身を右方向にひねり、10秒キープする。

10回で
1セット

フルスクワット

加齢や運動不足からくる筋萎縮を防ぎ、
体重をしっかりと支えられる体づくりを促します。
下半身を重点的に鍛えることができるので、
体幹の強化やダイエット効果も期待できます。

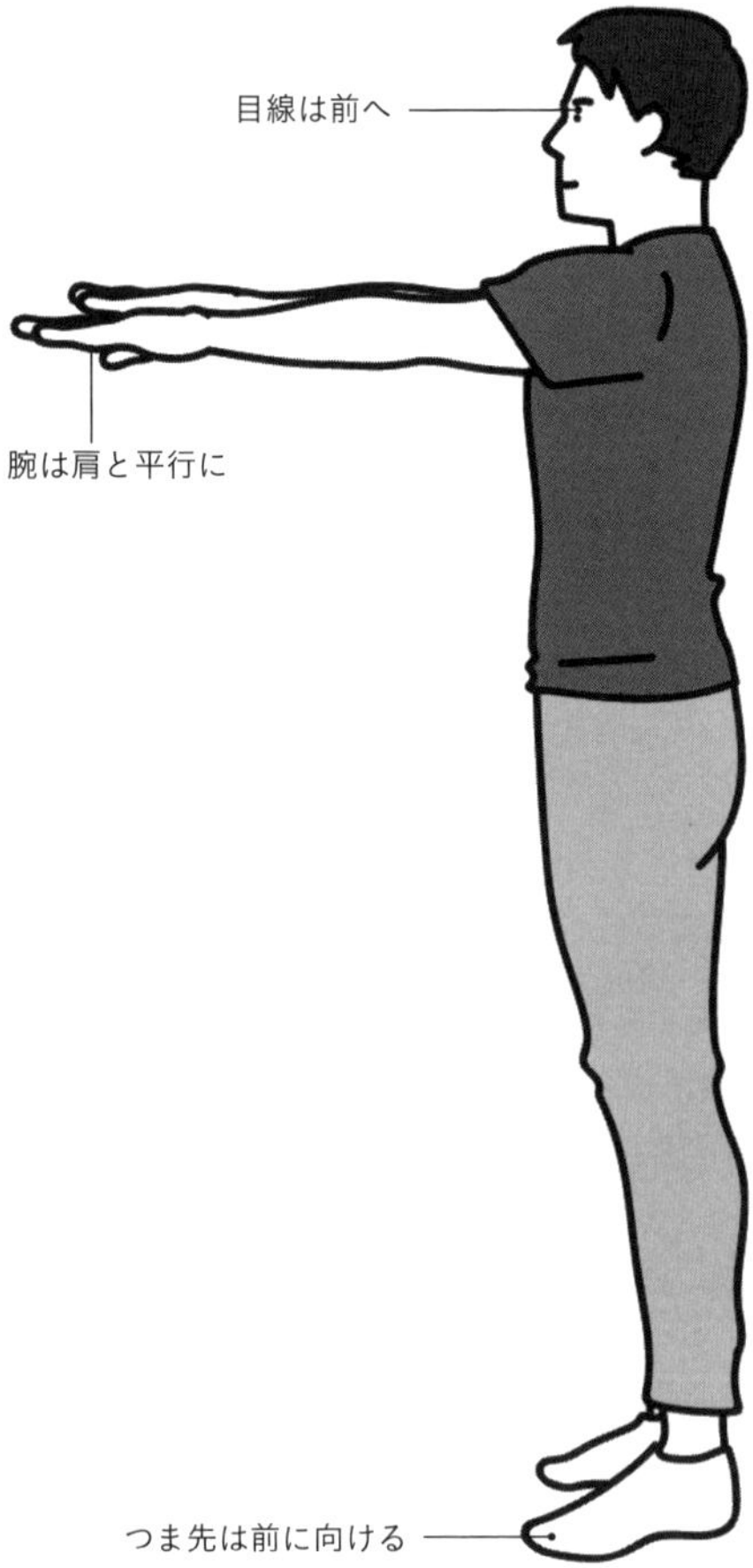
目線は前へ
腕は肩と平行に
つま先は前に向ける

1

足を肩幅に開いて背筋を伸ばし、両腕を前のほうに伸ばす。

POINT

フルスクワットが10回できない場合は、ハーフスクワットからチャレンジ。10回できるようになったらフルスクワットに移行し、徐々に負荷をかけていきましょう。

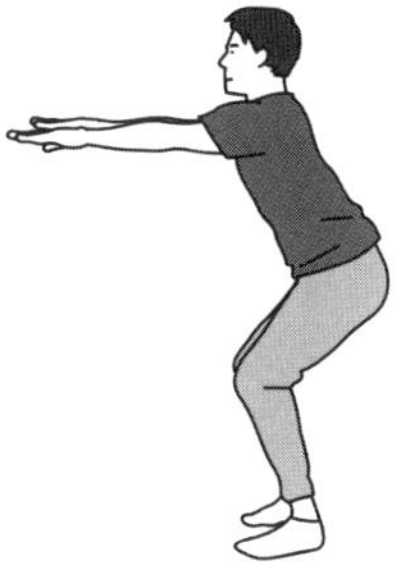

ハーフスクワット

浅めにひざを曲げ、お尻を下ろす位置をひざよりも高くする。転倒が心配な場合は後ろにイスを用意する。

2

7秒かけて腰を落としスクワットをする。戻るときも7秒かけて戻る。これを10回繰り返す。

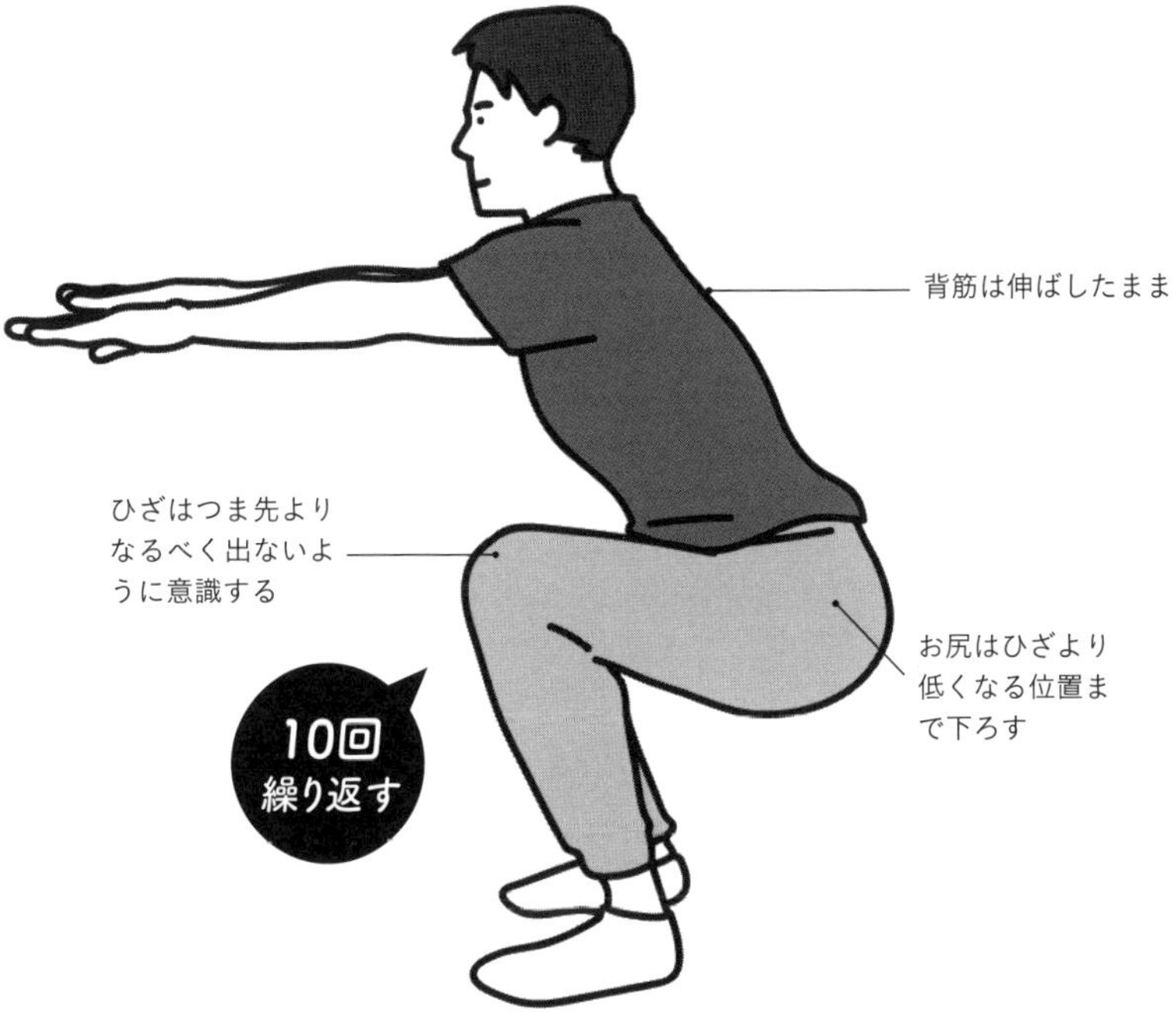
背筋は伸ばしたまま
ひざはつま先よりなるべく出ないように意識する
お尻はひざより低くなる位置まで下ろす
10回繰り返す

降圧体操 ▶ **心肺機能をアップする**

10秒を2セット

腕振りデッドバグ

最高血圧 160mmHg 以上の方

**腹筋を鍛えるデッドバグをアレンジしたもの。
少し息が上がる程度の負荷をかけて心拍数を上げ、
心肺機能を強化します。**

1

仰向けに寝転び、足はまっすぐ伸ばして肩幅に開く。

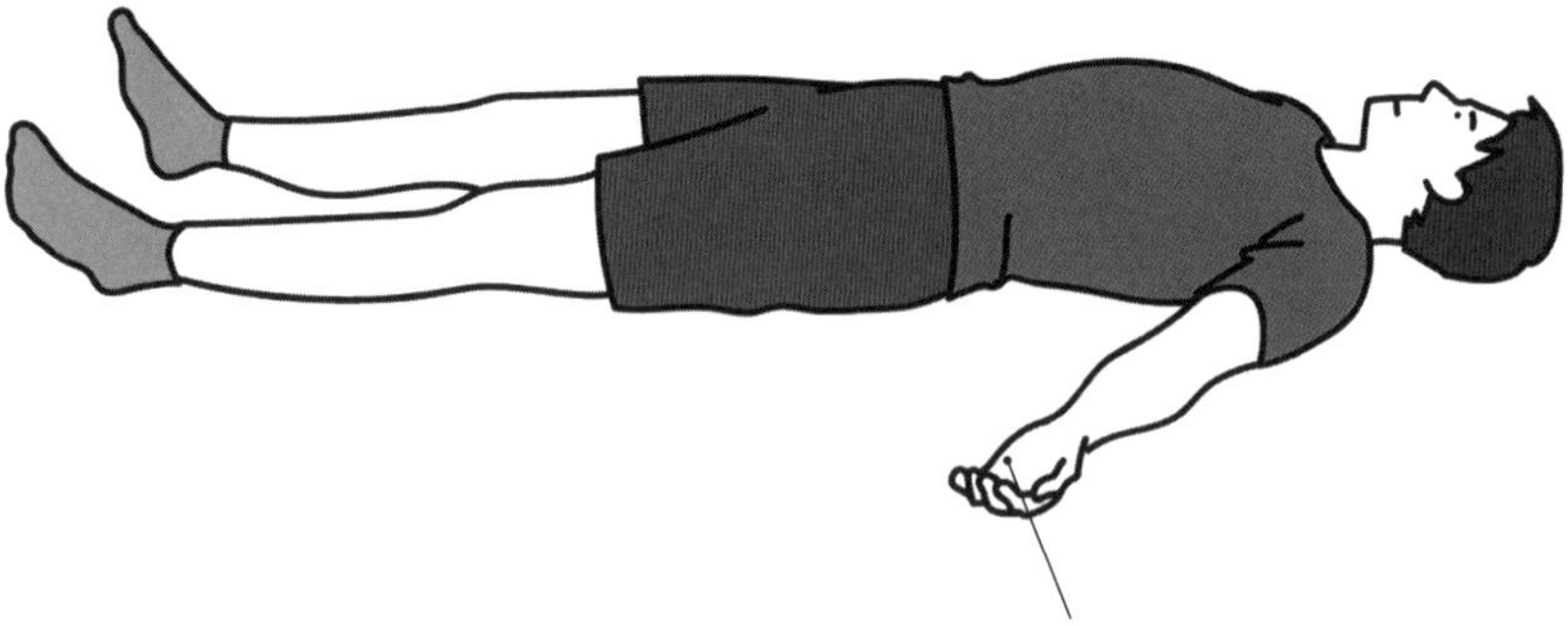
手のひらを上に向け
リラックスする

POINT
足を高く上げすぎると効果が低くなるので、床から20～30cm程度の高さをキープ。10秒2セットからスタートし、余裕が出てきたら15秒2セットにして負荷を上げましょう。

2

肩甲骨が少し浮く程度まで上半身を起こし、足は床から20～30cmの高さに上げる。両腕を顔の高さで前へ伸ばし、素早く上下に揺らす。10秒続けて1の姿勢に戻る。これを2回行う。

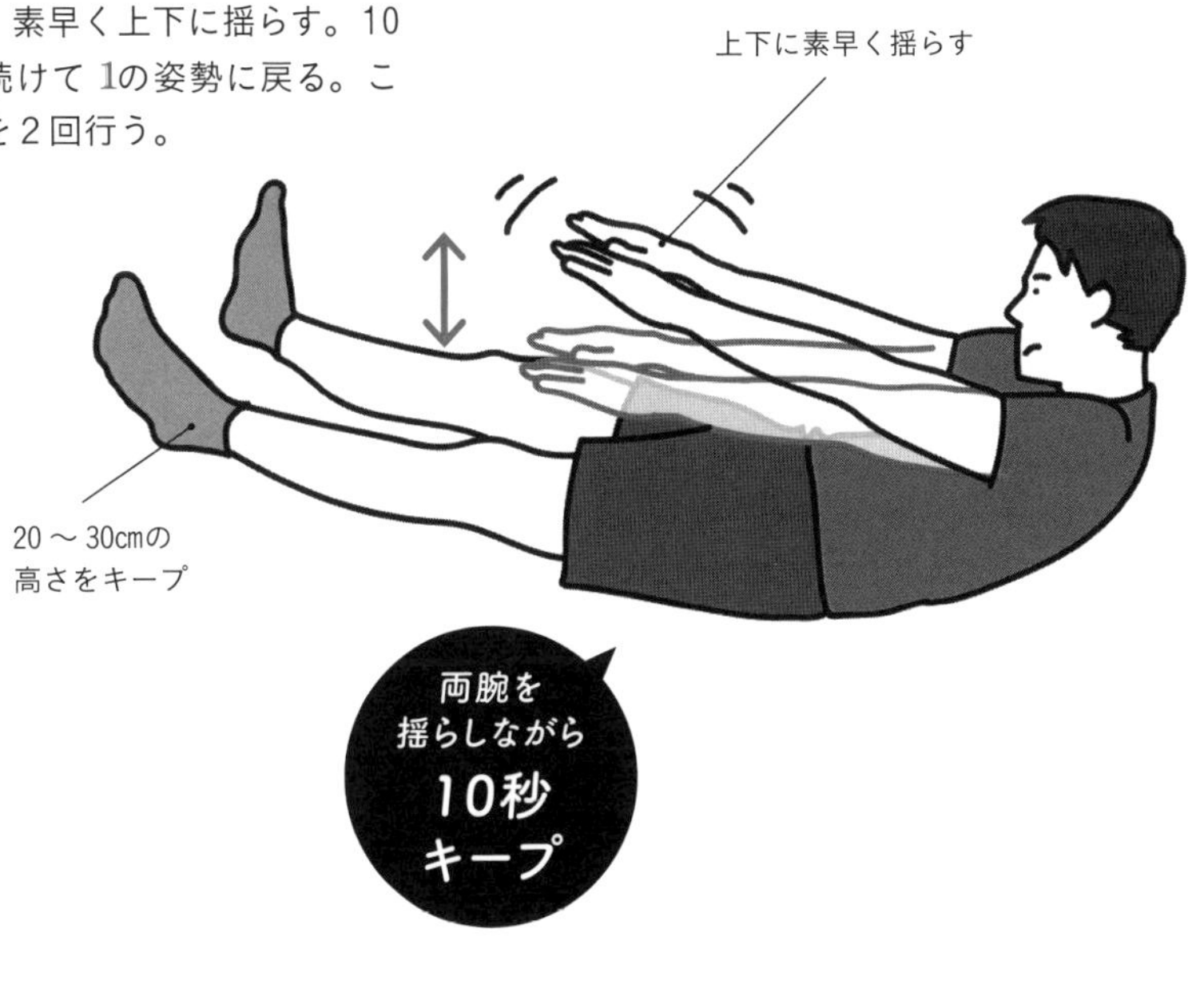

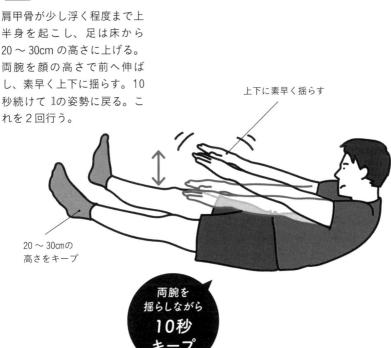

5回で 1セット

降圧体操 ▶ **心肺機能をアップする**

ジャンプスクワット

最高血圧 160mmHg 未満の方

毎日続けることで着実に心肺機能が若返っていきます。
足腰に不安がある方は 160mmHg 以上の方用の
腕振りデッドバグ（P.118）から始めて様子をみましょう。

1 手を胸の前で握って
足を肩幅に開いて立ち、
背筋を伸ばす。

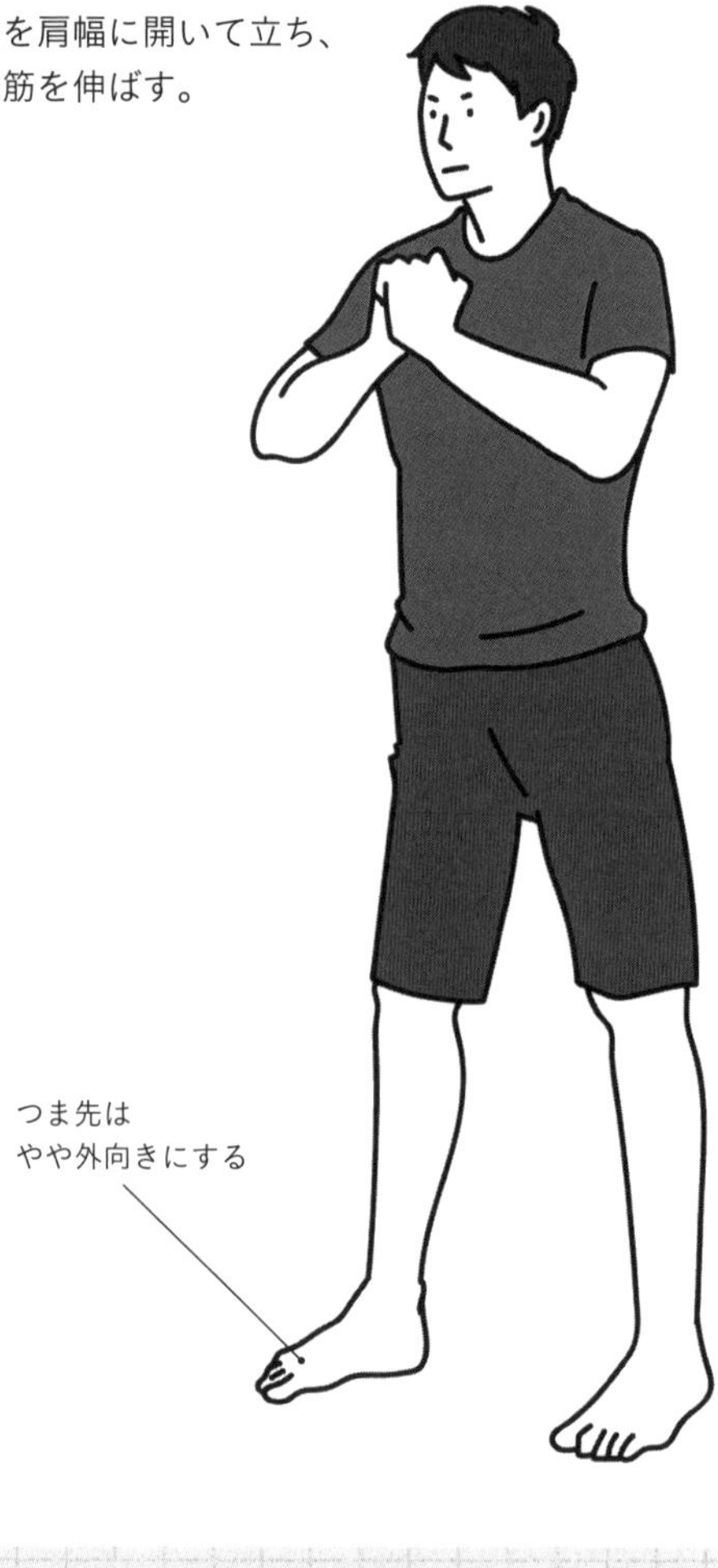
つま先は
やや外向きにする

POINT

高く跳ぶことよりも、手を素早く叩くことを意識しましょう。
余裕のある方は叩く回数を3回に増やしてもOK。

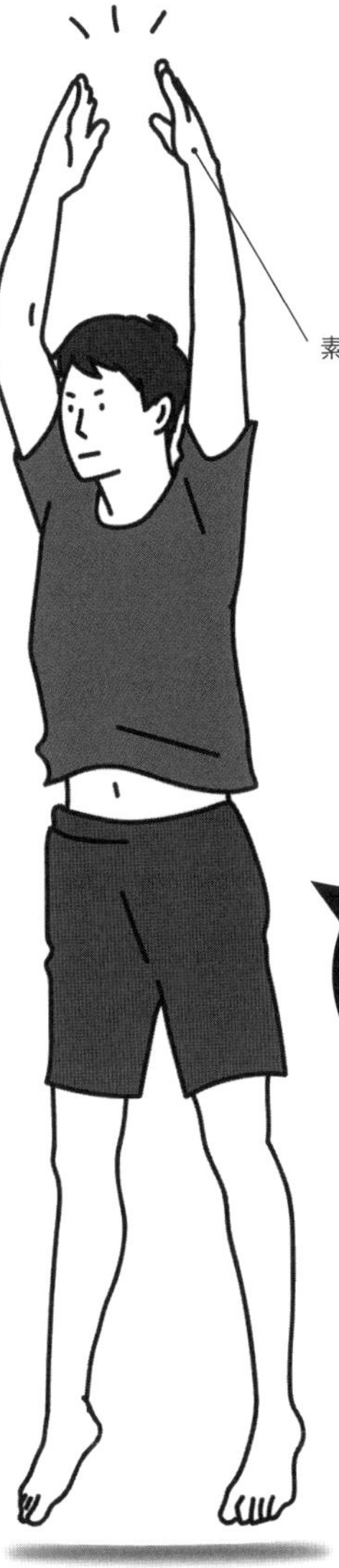

2 太ももが床と平行になるくらいまでしゃがむ。

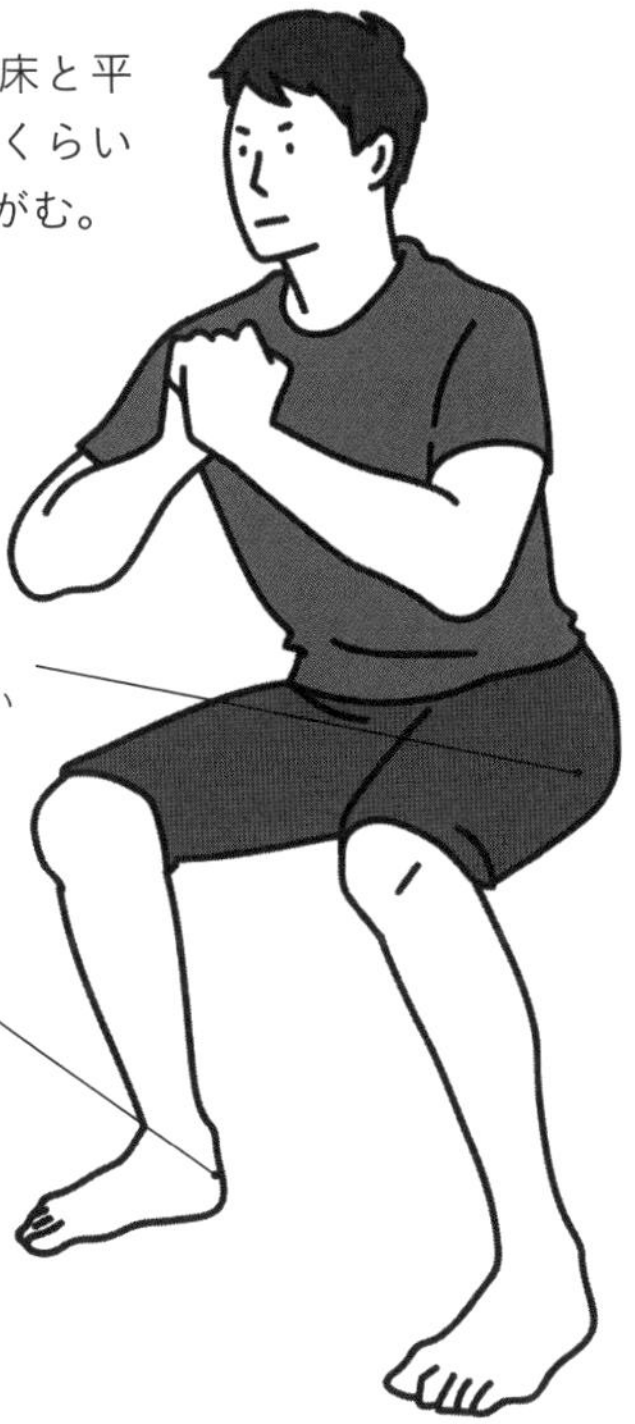
最初キツイ場合は
腰を浅くしてもよい
かかとはぴったり
床にくっつける

2〜3を5回繰り返す

3 足先で地面を蹴ってジャンプし、手を頭の上で2回叩く。かかとを少し浮かせて着地し、2の姿勢に戻る。2と3を繰り返す。

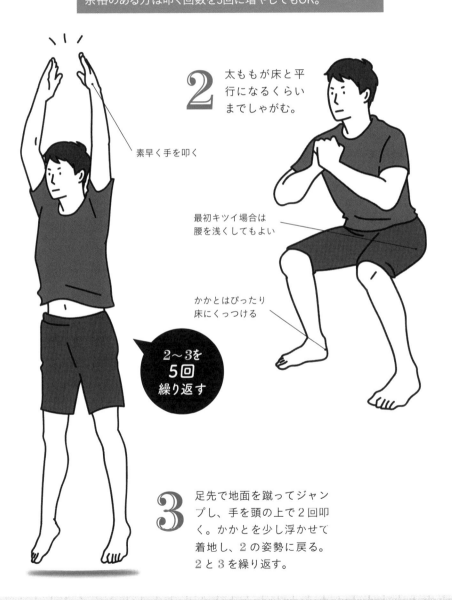

10秒キープを2セット

降圧体操 ▶ **血管を柔らかくする**

合掌ポーズ

筋肉を緊張・弛緩させる運動で、血管の内皮細胞を刺激。
血管を柔らかくする物質 NO の分泌を促します。

胸の前で手のひらを合わせて、押し合うようにギューッと力を入れる。10秒キープしたら一気に力を抜く。

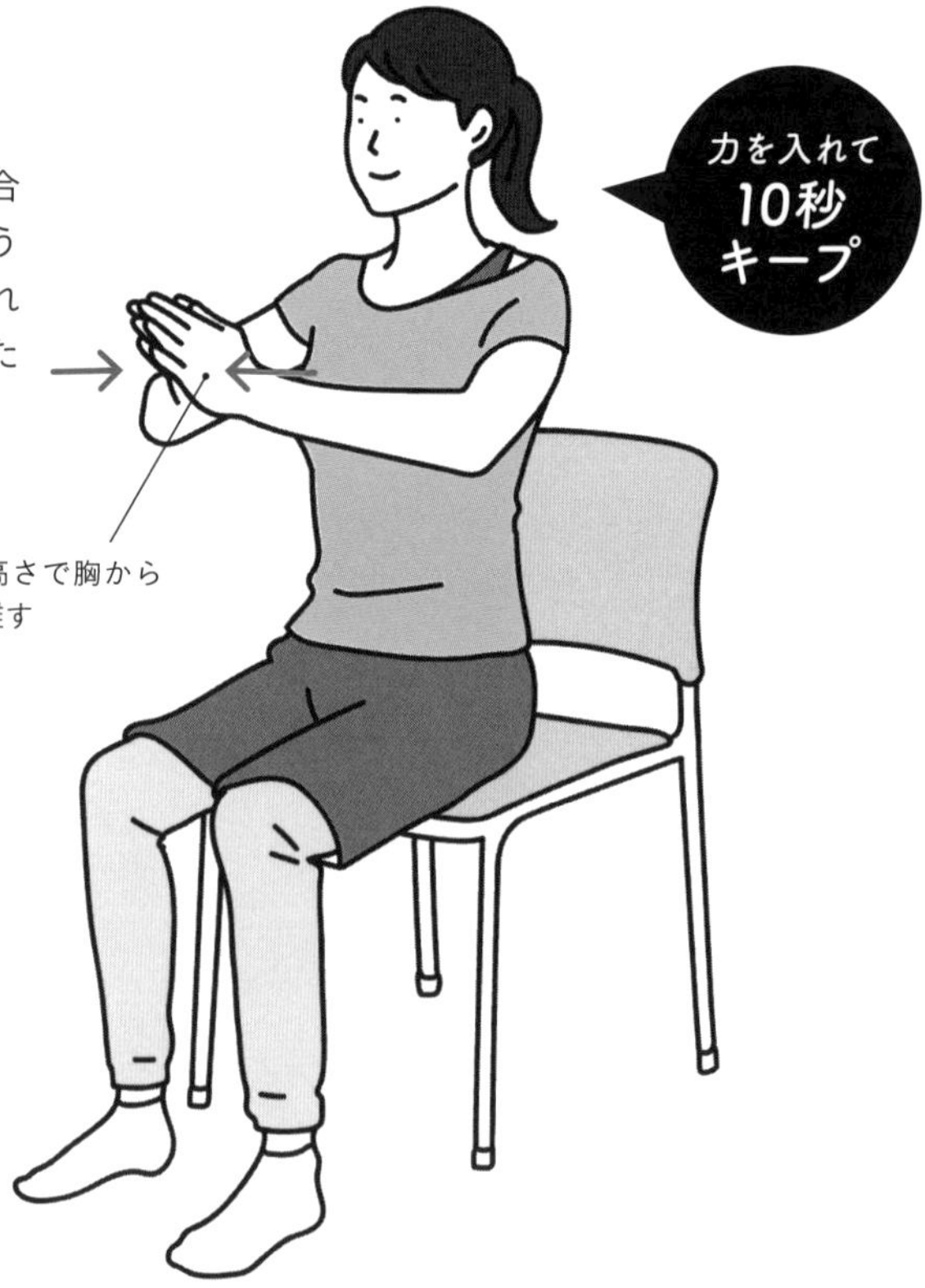

POINT
手は胸の高さで、胸から30cmほど離れた位置にくるようにします。両手にしっかり力を入れられれば立って行っても、座って行ってもOKです。

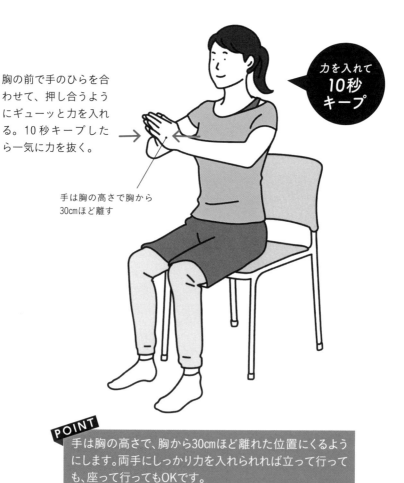

左右1回ずつ

降圧ツボ ▶ メンタルを整える

内関（ないかん）

ストレスや緊張などで優位になった交感神経を鎮めるツボ。
不安定な精神状態が原因で跳ね上がった血圧を落ち着かせます。

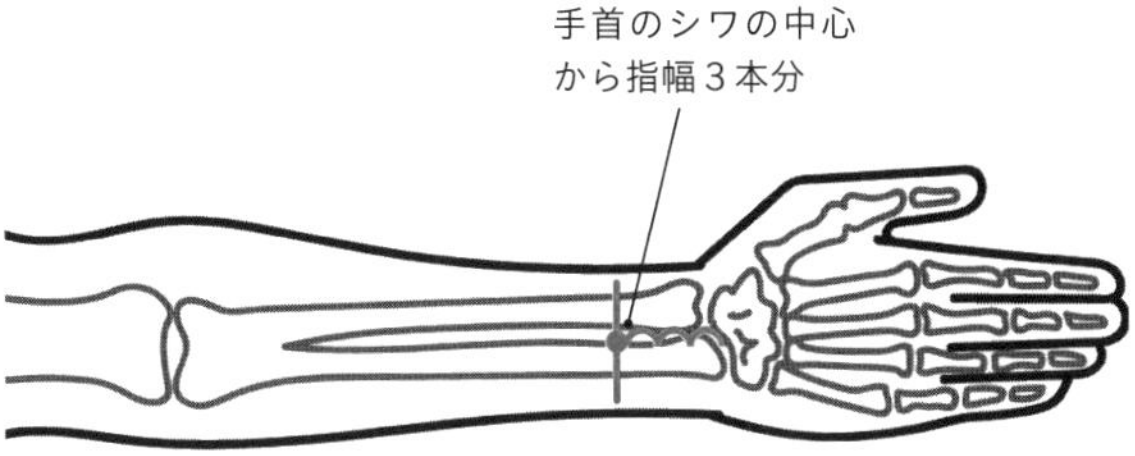
手首のシワの中心
から指幅３本分

ツボの位置

手首の内側にある横ジワから指幅３本分、腕の幅の中央部分が内関。シワの中心に薬指を当て、中指、人差し指をくっつけて測る。

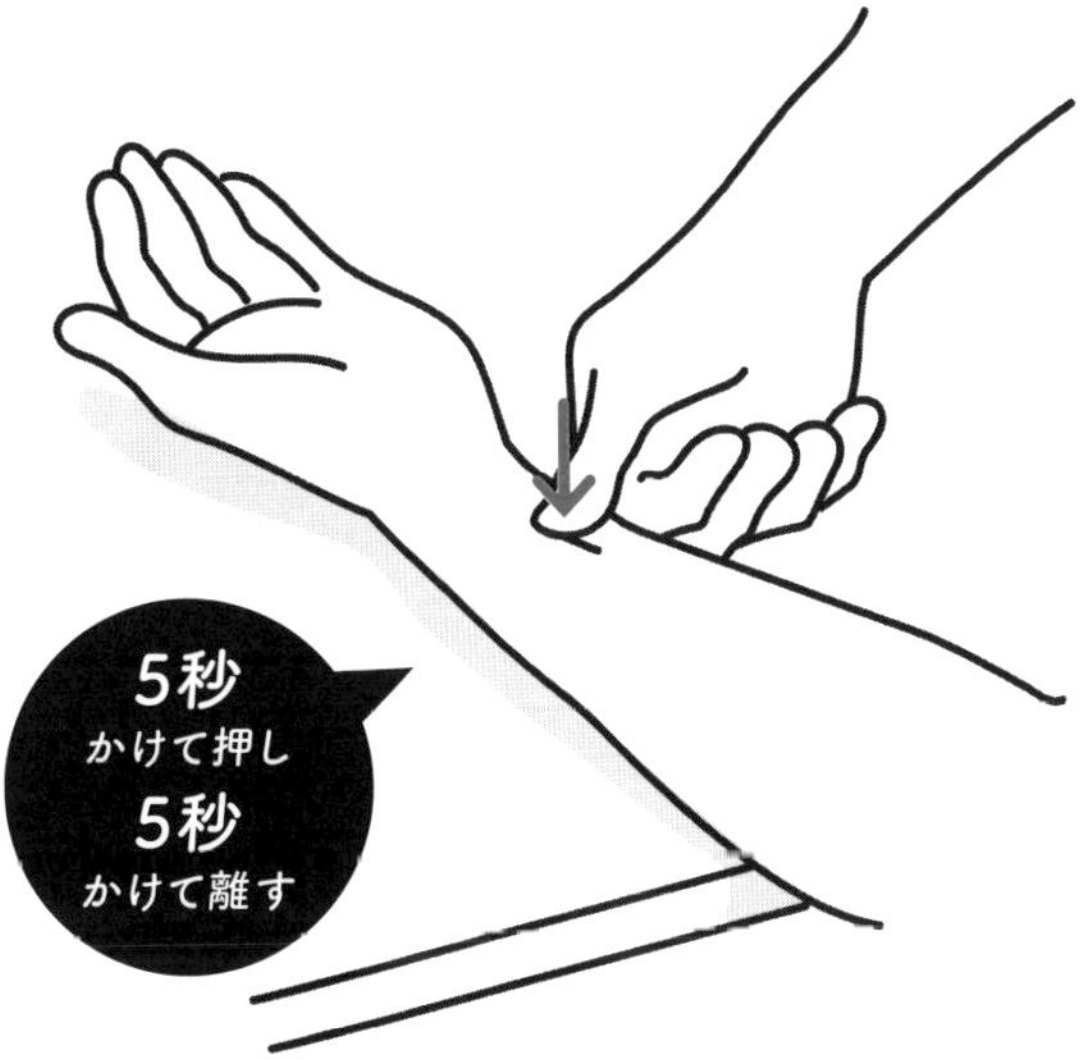
5秒
かけて押し
5秒
かけて離す

ツボの押し方

テーブルに腕を置き、ツボに親指の腹を当て、体重をかけながら垂直に押す。口から息を吐きながら５秒かけて押し、鼻から息を吸いながら５秒かけて離す。

塩分も脂質も制限なし

栄養バランスが整う最強の食事術

高血圧対策の食事には、塩分や脂質を控えるなど、制限がつきものです。しかし、私はかねてから**「塩分も脂質も問題なし。体が欲するものを食べてください」**と、高血圧の方にすすめてきました。これは開き直りでも無責任でもなく、「今日は何を食べたいのか」**体の声に従うことが、その日の体調にとって最善の選択になると思うからです。**

例えば、どんなにお肉が好きな人でも、焼肉を毎日食べ続けることはできません。こってり系が続いた後は、あっさりしたものが食べたくなります。私たちはそうやって自然にバランスをとっているのです。**この本能的な感覚を信じれば間違うことはない、と私は自分の経験からも確信しています。**

運動習慣がない人は野菜中心の献立や煮物など、あっさりした食事になりがちです。しかし、肉や魚などの動物性たんぱく質を摂らなければ、筋肉量も筋力も落ちるばかり。血圧の上昇や基礎代謝の低下などをきっかけに、重大な不調を招くことになります。脂質やコレステロールを気にしてお肉を遠ざける人もいますが、日本の長寿者は「動物性たんぱく質の摂取量が多い」という報告もあるほどで、神経質になる必要はまったくありません。

食事は体をつくる源です。だからこそ、運動と同じくらい食事にも意識を向け、「たんぱく質豊富な食習慣」で高血圧防止、さらに、いつまでも病気知らずの体をつくり上げてください。

食べたいものを食べれば自然とバランスが整う

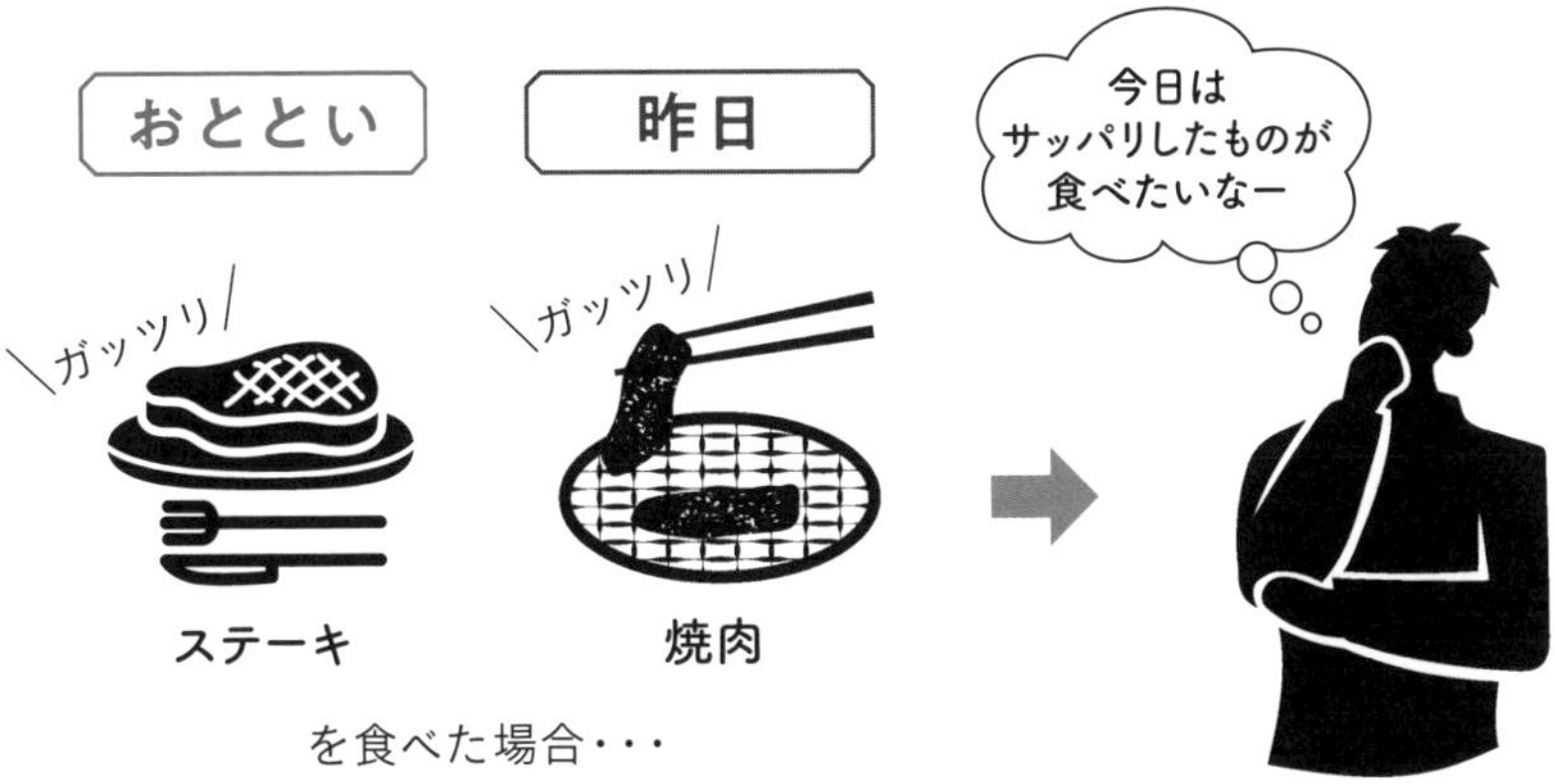

1日で調整できなければ1週間単位で調整される

その日の体が「おいしそう」と欲するものを食べるのが一番。ガッツリが続いた後、サッパリとしたものが食べたくなるのは、本能が1日もしくは1週間単位で栄養のバランスを調整しているからです。

ご長寿の人ほど動物性たんぱく質を摂っている

総たんぱく質摂取量に占める動物性たんぱく質の割合

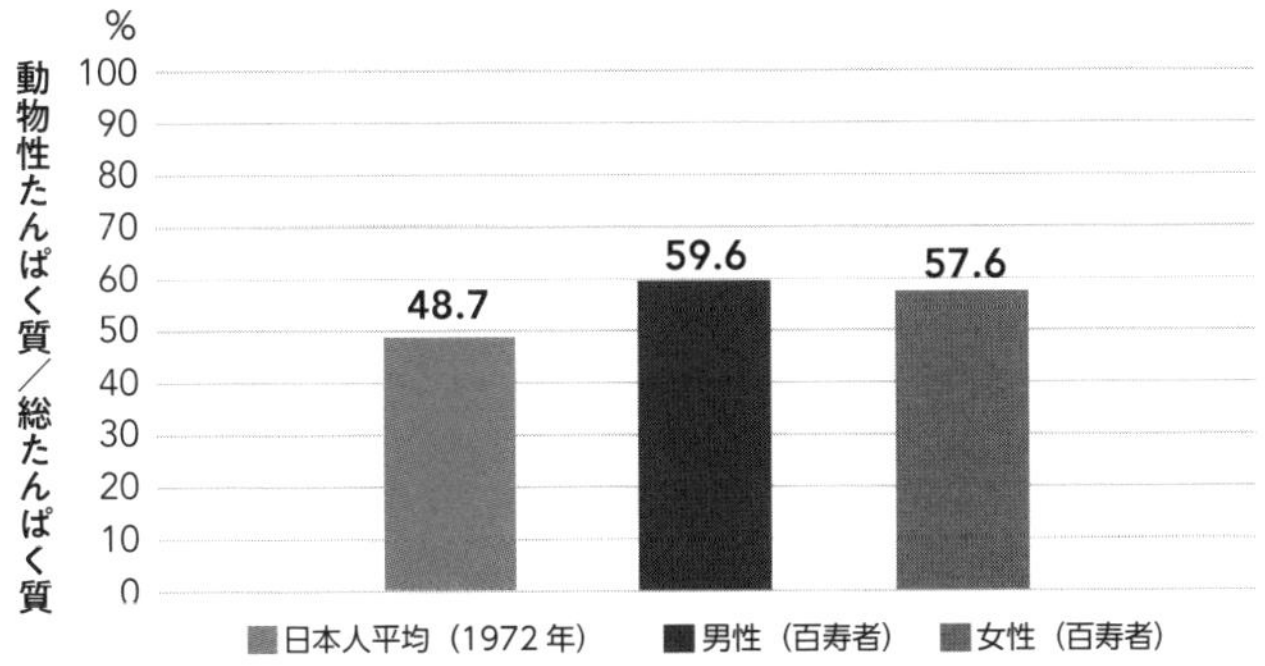

出典：Shibata H.etal. Nutrition and Health 8.165-175,1992

上のグラフは100歳以上の男女の総たんぱく質摂取量のうち、動物性たんぱく質の摂取量が日本人の平均以上であることを示す調査結果です。ご長寿で元気な人ほど「お肉大好き」なことがわかります。

おわりに

２０１９年、５年ぶりに高血圧治療ガイドラインが改訂されました。高血圧の基準値はそのままですが、75歳未満の成人の降圧目標が１３０／80㎜Hgに引き下げられました。医療現場では基準値を超えた患者さんに、降圧薬がごく当たり前のように処方されるケースがほとんどです。

そして、この改訂によりその前まで健康だった人が、新たに４５０万人も降圧薬治療の対象になりました。病院では、医師からまず減塩などの食事指導を受けますが、高血圧の治し方については教えてくれません。また「血圧の薬は一生飲んでください」という医師もいますが、本来医療の最終目的は「薬がいらなくなること」なはずです。

私が高血圧の本を書こうと思った動機も医師とは異なる薬剤師の視点から、薬を飲み続ける危険性や薬に頼らなくても血圧は下げられることを、高血圧に悩む多くの皆さんにお伝えしたかったからです。

高血圧には必ずそれにいたる原因があります。その原因がメンタル的なものなのか肉体的なものなのか、それとも両方なのかを踏まえ、誰でも簡単にできて、高血圧の根本原因から解消する方法を考案し本書にまとめました。

終わりのない薬の服用ほど怖いものはありません。必ず段階を踏んで**最終的には薬を卒業するというゴールを設定**してください。最初から薬をやめるのは不安になると思いますので、薬を服用しながら降圧メソッドを続けていただいて構いません。

今まで血圧関連以外の本も含めて、私の著書が累計で260万部を超えたのも、「加藤メソッド」の効果があったからこその支持の証だと思っています。

本書でも紹介していますが、私の降圧メソッドには減塩や糖質制限などの食事制限は一切ありません。適量ならお酒もタバコもOKです。ジャンクフードや不摂生もたまには楽しみながら、時間をかけて最終的には薬いらずの元気な体を目指します。

「高血圧は生活習慣病」というのであれば、毎日の生活の中で改善するしかありません。**人間の体には、調子を崩した体を元通りに立て直すという仕組みがもともと備わっている**ことをぜひ覚えておいてほしいのです。

降圧メソッドは継続するうちに血圧が適正値になるだけでなく、体が若々しくなるなどやっただけの恩恵を必ずあなたにもたらしてくれるはずです。

薬剤師・薬学研究者
加藤雅俊

薬剤師・薬学研究者
加藤 雅俊（かとう・まさとし）

薬剤師・薬学研究者・体内環境師®。ミッツ・エンタープライズ(株)代表取締役社長。JHT日本ホリスティックセラピー協会会長。JHT日本ホリスティックセラピストアカデミー校長。薬に頼らずに、食事や運動、東洋医学など、多方面から症状にアプローチする、「ホリスティック」という考え方を日本で初めて提唱。現在もその第一人者である。大学卒業後、ロシュ・ダイアグノスティックス(株)に入社。研究所にて血液関連の研究開発に携わるなかで、体だけでなく心も不調になることがあり、両方が健やかでないと、人間が本来持つ「自然治癒力」は働かないことに気づく。それをきっかけに、“食事＋運動＋心のケア”を通じ「薬に頼らず若々しく健康でいられる方法」を研究し始める。1995年、予防医療を志し起業。著書は『薬に頼らず血圧を下げる方法＜文庫版＞』(アチーブメント出版)『1日3分！　血圧と血糖値を下げたいなら血管を鍛えなさい』(講談社＋α新書)など多数。著書累計は260万部を超える。

＜加藤雅俊と直接相談ができるWEBからだ相談室＞
JHT日本ホリスティックセラピストアカデミー　http://www.jht-ac.com
YouTubeチャンネル「加藤雅俊の体内環境塾」 http://www.youtube.com/@kato_masatoshi ▶

参考文献
『薬なし減塩なし！　１日１分で血圧は下がる 薬のプロが教える本当に効く降圧法！』（著者 加藤雅俊・日本文芸社）
『専門家がしっかり教える 図解 リンパとツボの話』（著者 加藤雅俊・日本文芸社）
『薬に頼らず血圧を下げる方法』（著者 加藤雅俊・アチーブメント出版）
『１日１分で血圧は下がる！　薬も減塩もいらない!』（著者 加藤雅俊・講談社）
『１日も早く薬をやめたい人の血圧を下げる本』（著者 加藤雅俊・学研プラス）
『ダイエットに 免疫力アップに 疲労回復に！　こう食べれば身体が変わる アミノ酸食事術』（著者 加藤雅俊・講談社）
『血管を鍛えるとすべてよくなる！　血圧も、血糖値も、内臓脂肪も!』（著者 加藤雅俊・講談社）

STAFF
編集　オフィスアビ
編集協力　今井綾子、児玉光彦
イラスト　kabu（合同会社 S-cait）
装丁・デザイン　森田篤成（I'll Products）
校閲　玄冬書林

1週間《いっしゅうかん》で勝手《かって》に血圧《けつあつ》が下《さ》がっていく体《からだ》になるすごい方法《ほうほう》
2024年３月１日　第1刷発行
2024年７月20日　第6刷発行

著　者　加藤雅俊《かとうまさとし》
発行者　竹村響
印刷所・製本所　株式会社光邦
発行所　株式会社日本文芸社
〒100-0003　東京都千代田区一ツ橋 1-1-1 パレスサイドビル 8F

乱丁・落丁などの不良品、内容に関するお問い合わせは、小社ウェブサイト
お問い合わせフォームまでお願いいたします。
URL　https://www.nihonbungeisha.co.jp/

Printed in Japan 112240220-112240711Ⓝ06　(240104)
ISBN 978-4-537-22187-9
（編集担当：上原）